JN033611

認知症の人の こころを 読み解く

ケアに生かす精神病理

Understanding the Mind of
People with Dementia

高橋幸男
上田 諭
水野 裕
大塚智丈
齋藤正彦
＝著

日本評論社

はしがき

　かつて、統合失調症が、まだ精神分裂病と呼ばれていた時代に、それを未知の大陸にたとえ、その中核にたどりつこうとすれば、一つの道筋だけではなく、さまざまな方面から、歩を進め、アプローチすることが必要だと述べた精神科医がいた。今、それと同様に、アルツハイマー型認知症をはじめとする認知症は、何が中核かもわからない、未知の巨大な大陸に思える。

　統合失調症の場合は、生物学的なアプローチだけではなく、精神療法などの心理的なアプローチや、精神病理学という、妄想とは何かなどを根源的に探るアプローチなど、さまざまな方法が試みられてきた。しかし、認知症においては、精神心理的なアプローチはあまり重要視されず、死後の脳を解析する神経病理学や、遺伝子解析など、圧倒的に生物学的なアプローチが盛んである。アミロイド蛋白がいつ頃から脳に蓄積するか、その画像分析や、原因遺伝子などのエビデンスを求める研究に力が注がれ、人々もそれに関心を寄せる。患者のこころの動きを反映しているであろう、言動や態度、家族との交流等を詳細に記録、検討し、病を有する人々と心理的な交流を図ろうとするはずの精神科医でさえ、最新の画像診断やデータ解析に関心を寄せているように思える。

　この本は、ある私的な勉強会のささやかな成果である。会には、今回執筆した５人の精神科医が参加し、認知症という巨大な大陸に対して、精神科医としてのアプローチを試みようという趣旨に賛同した者たちの集まりである。唯一の条件は、実際の事例を持ち寄って、それについて議論することだけであるから、人によってどこに焦点を当てるかはさまざまである。精神療法的なアプローチを試みようという者、本人を取り巻く人間関係から治療に結

びつけようと工夫する者、さらに、精神症状のあり方から将来の診断に寄与できないかと考える者など、その中身は多彩である。

　勉強会では、一人ひとりが持ち寄った事例について議論をし、納得することもあれば、意見の一致を見ないこともある。おそらく、各人の診療姿勢や認知症に対する考え方が、必ずしも同一ではないからだろう。そのため、この本でも、ある程度、勉強会での議論の影響はあるだろうが、各人がそれぞれ関心を抱いた事例を提示し、その意義やいかに自分の診療姿勢に影響を与えているかなどを自由に考察している。

　先に、心理的交流を重視するはずの精神科医でさえ、生物学的なエビデンスに囚われているのではないかと述べた。医師がそのような態度であれば、本人のみならず、家族やケアマネジャーたちも、その影響を受け、各種精密検査による診断やデータを信奉するようになるだろう。そして、本人を取り巻く人々のこころの動きやその影響を受ける本人はどう人生を経験しているか、という視点からますます遠ざかっている雰囲気を日々感じている。

　ぜひ、日常的に認知症に関わっている人々、ケアマネジャー、介護ヘルパー、一般医の皆さんにも、この本を手に取っていただき、精神心理的なアプローチを試みている精神科医がいることを知ってほしい。そして、何か感じるところがあれば、ぜひ、私たちと一緒に勉強していく仲間になっていただきたいと願っている。

　　　　　　　　　　　　　　　　　　　　　　　　　　　水野　　裕

目　次

認知症の人のこころを読み解く
ケアに生かす精神病理

第1章

認知症の人のこころの世界
―― "からくり"から認知症ケアへ

高橋幸男

1. 認知症の人の不安やつらさについての気づきとなったAさん

　認知症という病を病むことはそんなに不安でつらいことなのか、と知ったのは30年くらい昔のことだった。1993（平成5）年3月に激しいBPSD（Behavioral and Psychological Symptoms of Dementia：行動心理症状）のある認知症の人を対象としたデイケア（小山のおうち[1][2]）を開設したが、通所し始めたアルツハイマー型認知症のAさんが「ひどい物忘れのために、もう自分はダメかと思い、心配でたまらない毎日が続いていました。毎晩涙が出て止まりませんでした……」と絶望的な病にかかった不安感やつらさを切々と述べ、手記にも書いた。

　Aさんは品のある老婦人で、家族は息子夫婦と孫が3人いて、敬老精神が豊かな家庭があった。数年前から物忘れが目立つようになっていた。半年前には黙って家を出ることが何回かあったが、1ヵ月ほど前から毎日夕方になると少しずつ違う内容の置き手紙を書き、日用の着物などを荷物にまとめて「帰らせていただきます」と言って外に出ようとするので、困った家族が当院に連れてきたのだった。診察が始まるとAさんは家族の訴えを憮然とした表情で聞いていたが、何も話さなかった。わたしはAさんに生年月日や

誰と来院したか二言三言問うと、あとはもっぱら家族のほうを向いて苦労話を聞いていたが、ちょうど開設したばかりだった小山のおうちへの通所を誘うとＡさんはあっさり同意したのだった。

　小山のおうちでのＡさんは、当初から自分の尋常でない物忘れに対して情けなさや悔しさを述べ、行く末に対する不安や悲観的な想いを度々訴えていた。しかし一方では、周囲の状況を驚くほどよく見ていたし認識していた。わたしが外来診察の合間に何度となく小山のおうちに入ると「落ち着かない先生だね」と言った。わたしの問いかけには、記憶の抜けを埋め合わせるかのように作話を交えながらも真摯に応じてくれた。小山のおうちのプログラムでは豊富な知識を披露し、リアリティオリエンテーションとして朝の日付確認から源平合戦の話になった時に、「那須与一はね……」と話し出し、那須与一の歌も歌ってくれた。わたしたちは感動して聞き入った。外来では表情が乏しかったＡさんは、小山のおうちへの通所を始めて、みるみるうちに笑顔があふれるようになった。

　一方で、そんなＡさんがデイケアを終えて帰ろうとすると、何度も「独りぼっちだから」と不安気につぶやくのだった。家には認知症になったＡさんのために仕事をやめて家事をするようになった姑想いの嫁が待っていたし、ほどなく孫たちや息子も帰ってくる。Ａさん想いの家族に囲まれるはずであった。物忘れの不安や絶望に加えて「独りぼっち」の不安も訴えたのだが、なぜ愛情いっぱいの家族がいるのに「独りぼっち」と言うのかわからなかった。さらには、なぜ「帰る」と言って家から出ようとするのかわからなかった。もちろん「帰る」と「独りぼっち」の関連もわからなかった。Ａさん自身に「なんで『帰る』と言うの？」と問うたが、「なんでかしらねぇ」と答えるだけだった。しかし、Ａさんは小山のおうちに通所するようになって１ヵ月もすると「帰る」という言動がなくなり、「独りぼっち」も言わなくなった。物忘れ（≒認知症）を認め合う小山のおうちのケアの効果もあって、物忘れについての不安も訴えなくなり、毎日通所を楽しみにしていた。なお、那須与一の一件は、家族も「そんな歌、聞いたこともない」と驚き、家に帰ったＡさんに毎日小山のおうちでの様子を聞こうとして家での会話

がそれまでと比べて格段に増えていた。この頃には家でも笑顔が多くなっていて穏やかさが増した。Aさんの手記には「これからの人生どうしますか。いい風が吹いてくれますように祈っております」と前向きに書かれていた。Aさんは7年通所し、自宅で家族に見守られて穏やかな顔で旅立った。

2．認知症の人の不安の内実

　認知症を病んで生きるということはどういうことなのか、という問いかけにAさんは多くの気づきを与えてくれ、その後の私たちの認知症医療・ケアの実践の原点になっている。

　Aさんのような事例は今でも珍しくない。認知症という病に対する恐れは相変わらずほとんどの人がもっていて、ひどい物忘れに対する不安感や絶望感は多くの認知症の人たちが口にする。30年前と比べれば認知症についての情報は比較にならないほど増えているうえに、当事者の発言も多くなっていて、認知症への社会的理解や受容が進展しているかのように思われているが、国民の意識のなかでは、今でも誤解と偏見に基づく“何もわからなくなって、迷惑をかける悲惨な病”という認知症観が深く刻印されているように思う。認知症は、本人にとっては“なりたくない病”なのであり、家族など身近な人にとっては“なってほしくない病”なのである。多くの人が認知症を自覚した時から、行く末が不安になり絶望感を訴える。「こういう病になって人生が終わった」と言った人がいるし、「ボケは脅威だ」としぼりだすように言う人もいた。

　認知症になったことで、これからどうなっていくのだろうかという不安、恐れに加えて、実際に少しずつ進行する中核症状に日々直面することで戸惑い、嘆き、不安が募ることになる。散歩中に道に迷って家に帰れなくなったタクシーの元運転手は「頭の中の地図がなくなってしまった」と困惑して不安気につぶやいた。「自分が壊れていく」と述べた人がいたが、物忘れが多くなったことで、落ち込み、自信をなくす人も珍しくはないのである。アルツハイマー型認知症を発症したある医師は、自分の尋常でない物忘れを自覚

し不安になっていたが、ある朝自宅で目覚めた時に自分がどこにいるのかわからず、見当識がおかしくなった自分は認知症を発症しているに違いないと思い、恐怖でぞっとしたと言う。家族と相談して当院を訪れることになるが、受診時は自信を失い抑うつ的だった。

　しかし、認知症の人たちの言動を注意深く観察すると、認知症の人たちが中核症状以上に不安でつらく感じていることがわかってきた。それは、認知症という病が進行していくと、認知症を受け入れたくない家族との折り合いを欠くことになって、日常的な他愛ない会話が途切れがちになり、自分と身近な家族など周囲の人たちとのつながりが薄れていくことによる不安やつらさである。さらに進むと、自分だけが周囲から取り残されたようになって、気がつけば自分にとって本来頼りになるはずであった家族が寄る辺なくなることも珍しくない。Aさんの「独りぼっち」も、家族がいるのに「寂しい」とのつぶやきも、そのような状況を表している言葉だろう。多くの寄る辺なくなった認知症の人が、その変化に戸惑い、思い悩み、そして対処の術をなくし、不安を募らせているのである。

３．認知症になりゆく経過に認められる心理社会的特徴（"からくり"）

　現状において認知症になることは、認知症が進行するなかで身近な周囲の人とのつながりが薄れ、寄る辺ない存在になることであり、それによって不安やつらさがさらに増強すると知ったが、多くの認知症の人の言葉を聞き、経過を見ていると、認知症になりゆく過程には、ほとんどの場合に共通して認められる心理社会的な特徴があることがわかった。それは、認知症を受け入れたくない周囲の人の言動に対する、寄る辺ない状態になった認知症の人の急性ストレス反応の様相を呈していた。わたしたちは、そのような心理社会的特徴を"からくり"と呼んでいる（図1[3]）が、認知症の人や家族の不安やつらさを理解し、BPSDの発生の仕組みや対処の仕方を含め、認知症の人や家族への支援を考える際の大切な視点になると思っている。認知症の人とかかわりをもつすべての人に参考になると思うので、以下に詳述する。

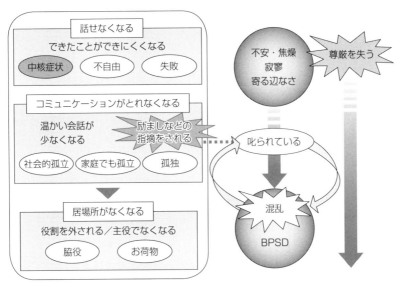

図1　認知症の経過（心理社会的特徴）"からくり"

(1)　物忘れが多くなり不安を感じ始める時期

　軽度認知障害（MCI：Mild Cognitive Impairment）から認知症の発症の早期
に当たり、主に以前より物忘れが多くなった状態を指す。本人は自覚してい
る場合が多いのだが、認めようとしない人もいる。しかし家族など身近な人
は、以前より物忘れが多くなったことに気づいている。しまい忘れが多くな
ったとか、同じことを何回も言うようになったなどの状態である。この時期
は、まだ深刻度は低い時期だが、認知症に対するネガティブイメージ（恐
れ）が強い人ほど行く末を案じ嘆くようになり、一方で認知症を受け入れた
くない思いの強い家族ほど、物忘れを警戒し始め、忘れていることの指摘を
始める時期である。認知症になりたくないという思いが強い認知症の人ほど、
指摘に反応して苛立ちが生じてくる。多くの認知症の人がこの時期から「叱
られている」と感じるようになる。認知症と診断して1ヵ月後に来院したア
ルツハイマー型認知症の男性は「毎日毎日家内に叱られてばかりですわ、あ
はは」と自嘲的に笑っていた。妻は「叱ってなんかいない」と述べていた。

(2) 会話や役割を失うことでつながりをなくし寄る辺がなくなる

　認知症を発症し中等度になると、中核症状のために生活上の不自由や失敗を経験するようになるが、最も大きな不自由は、言葉をタイミングよく使えなくなることである。認知症の人は、発言しようとしても言葉の想起がしにくくなり、話そうとした内容を思わず忘れてしまうことも多くなって、ほとんどが他者との会話のスピードについていけなくなる。周囲との会話についていけず「自分が追われているような気がする」「今、今とせかされると困る」と手記に綴った人がいた。家人や友人に気楽に話す（相談する）こともできず、認知症に対する恐れと中核症状の進行によるつらさや不安とともに焦燥感を抱くようになる。他者とのコミュニケーションがうまくとれなくなることで、急速に孤立感・孤独感を抱き、寂しさが強まる時期である。

　他者とのコミュニケーションがうまくとれなくなると、他者とのつながりが薄れ始め、周囲の人たちに認知症になったとみなされる頃には、多くの場合、友人付き合いや近所付き合いが途絶えるようになる。認知症の人自身が「こんな自分の姿は、ほかの人には見せたくない」などと恥ずかしい思いをもつ場合もあり、引きこもりがちになって社会的なつながりは急速に失われるのが普通である。"社会的死"という言葉を使った学者もいる[4]。

　こうした状況は、早晩家庭においても顕在化する。家族の団欒のなかにいても、認知症の人は自発的に話すことが少なくなり、口数が減ってくる。自ら話さなくなった認知症の人を、家族は「（ぼけて）わからなくなった」と思ってしまい、ついつい認知症の人に話しかけるなど、会話に誘うことが少なくなる。話しかけても見当違いの答えが返ってくるようになると、多くの場合、家人と認知症の人とのさりげない会話は激減する。認知症の人にとっては、家族の会話を聞いてはいても、話題に参加できなくて「蚊帳の外」体験が多くなり、相手にされず一人取り残された感じをもつようになる。ある人は「のけ者にされている」と述べたが、家族のなかにいても孤立感・孤独感が日々募っていき、気がつくと認知症の人にとっては、愛しい家族のなかにいてもつながりが薄れ、寄る辺ない状態になっているのである。前述したように、寄る辺ない認知症の人が「独りぼっち」「寂しい」などとつぶやく。

認知症の人の寄る辺なさは、認知症になることによって生じる最もつらい事態だと思う。

　一方では、認知症の人は認知症のかなり早い段階から「できない人」とみなされる。それまで担ってきた役割を公私とも外されやすいのである。火の不始末から主婦の座を追われる人、家での"大黒柱"や"上座"という役割や立場をなくす人も珍しくない。多くの認知症の人が主役から脇役にならざるを得ない。役割の喪失は自信を失わせ、自負心や自尊心を低下させ、自分の存在がさらに不安定になっていく。

⑶　認知症の人は怖い顔で"叱られる"ストレスを負う

　身近な人とのつながりをなくし、孤立し孤独で寄る辺ない存在となったうえに、自負心や自尊心を失いつつある認知症の人にどう接するかは最も大切な課題である。しかしほとんどの場合、家族など周囲の人はそうした状況を理解していない。逆に認知症の人にとってはつらい対応をしてしまう。特に愛情豊かな家族ほど「認知症になってほしくない」との思いが強く、言葉の言い間違いや日常行為のささいな失敗を、病のせいであると黙って受け止めることができない。認知症の早期から悲しんだり、苛立ったりしながら、励まし・願望や批判を込めて、「違うでしょ」「こうするんでしょ」などと言い、「しっかりしてよ」と、こと細かく指摘するのが常となる。

　多くの事例を診ていると、認知症の経過において、認知症の人よりも介護する側の焦りや苛立ちのほうが強くなりやすいようだ。認知症とみなされて数ヵ月も経つと、多くの場合、家族・介護者は眉間にしわを寄せて認知症の人を励まし注意するようになる。ほとんど言葉を話さなくなった認知症の人が「なぜそんな怖い顔をしているのか」と家人に向かってつぶやいた。小山のおうちに通所を始めた BPSD のある認知症の人のほとんどが、そのような介護する人の対応について「叱られている」と表現したが、前記したようにかなり早期（⑴の時期）から、多くの認知症の人が「叱られる」という思いをもつようになる。叱られることによって自尊心はさらに低下するが、家人には、のけ者にしていることはもとより"叱っている"ことも"怖い顔"も

多くの場合、意識にはない。

(4) 誰もがはまりやすい"からくり" —— BPSD 発現の仕組み

認知症という脳の障害をもった人は、寄る辺ない状態で「叱られ（続け）る」というストレスに耐えられない。叱られる言われがないと言うかのごとく、「何も悪いことはしていない」と必死に訴える人がいる。また、理由もないのに叱られ責められてばかりいるからか、「自分はいらない存在だ」と嘆き、「死んだほうがいい」とつぶやく人もいた。「どこかに捨ててくれ」とか「殺してくれ」と叫ぶ人もいた。

多くの認知症の人が叱られ続けることで急速に自尊心を低下させるが、穏やかさをなくし表情が硬くなるようになれば要注意である。不安や緊張がいちだんと強まり、周囲のちょっとした言葉や態度が契機となって、本格的なBPSD につながりやすいからである。BPSD は寄る辺ない認知症の人の叫び（急性ストレス反応）であるが、どのような BPSD につながるのかは、認知症の人の性別や性格、家族・介護者の性別や性格、それに家族関係のありようなどをみれば、ある程度予想がつく。

実際に本格的な BPSD が出現すると、家族の戸惑いは大きく、対応疲れと緊張のなかで苛立ち、認知症の人への叱責が強まることになる。結果的にBPSD のさらなる悪化につながるという悪循環に陥る。認知症の人はもちろんだが、家族は誰にも相談できず、どうしたらよいかわからず、虐待をしてしまうこともあり、介護に疲れ果て、うつ状態に陥る場合も少なくないのである。無理心中や介護殺人もこの流れで起きるのだろう。

ところで、認知症の人の BPSD のほとんどは、認知症が中等度の頃までは活発だが、認知症が高度になると目立たなくなる。高度になると家族の言動が圧倒的に優位になり、認知症の人は抵抗できずオドオドしながらもあきらめたように静かになり目を閉じる人が多いように思う。しかし、高度に進んだ認知症の人でも、たとえば失禁ですら、"からくり"的には、厳しい対応に対して失禁することで抵抗していると思える場合もある。また、食事を摂らなくなった高度の認知症の人がいたが、看取りの時期などではなく、周囲

の対応への一種のハンガーストライキであったケースもある。さらに家族が「寝てばかりいる」と訴える認知症の人のなかに、ひたすら寝ることで周囲の小言を避けようとしている人もいた。

　以上 "からくり" について述べた。"からくり" の典型はアルツハイマー型認知症であるが、認知症の種類や家族関係の良し悪しを問わず "からくり" には誰もがはまりやすいのである。繰り返すが、"からくり" を知ることで、認知症を病むことの経過のみならず、BPSD の発生の仕組みが理解でき、BPSD への対処の仕方や BPSD を予防し減らす道が開けるのである。なお、BPSD が減ることは家族の介護負担が軽くなることを意味するが、"からくり" を知ることが、実は家族の暮らしやすさにもつながる点は強調しておきたいと思う。

4．認知症の人とのつながりをなくさないためのかかわり

　"からくり" から言えることは、認知症の人へのかかわりは、まずは認知症の人のつらさや不安をできるだけ少なくし、認知症になった人がいつまでも身近な人たちとのつながりを失わずに暮らせるように支援することである。すでにつながりをなくし寄る辺ない状態にあるならば、つながりを取り戻す必要がある。そして、認知症の人の尊厳を守るためにも、できるだけ「叱られる」ことなく穏やかに暮らせるように支えたいものである。

(1)　感謝の言葉を忘れず笑顔で話しかけることが大切

　まずは、認知症の人と家族など周囲の人とのつながりをなくさないためのかかわりについて述べてみる。認知症の人は、家族や身近な人とつながっていれば、認知症になった不安やつらさがあっても前向きに生きることは十分可能である。軽度認知障害（MCI）の場合や認知症の初期であれば、先々会話をなくして身近な人とのつながりを失わないように心構えをしっかりもっておく必要がある。MCI や認知症のごく初期の場合は、まだ自分の思い通りにできるが、少し進行し不自由が出てくると、認知症の人は自分から積極

的に行動しにくくなるので、さりげなく手助けできる家族など身近な人のかかわり方が何よりも大切になる。認知症の人の不安を癒し、認知症の人にとって頼りがいのある存在であり続けたいものだ。日本認知症本人ワーキンググループ（JDWG）のメンバーの皆さんの活躍ぶりをみることで、つながりがあって頼りがいのある人たちの支えがあれば、認知症を生きることに希望をもつことができる。

　少し進行した場合に、周囲の人は、できるだけ認知症の人の傍らに寄り添い、さりげない手助けをしつつ認知症の人のペースに合わせてゆっくりした会話をしなければならない。周囲の人は、できるだけ笑顔で、特に「ありがとう」という感謝の言葉を忘れずに話しかける。優しい笑顔のある表情で声をかけてもらえるということは、認知症の人に限らず嬉しいことで、自分を大事にしてくれるという思いにつながりやすい。

　話しかける内容は、認知症の初期には日常的な話題で結構だが、初期の後半から中期になると、日常的な話題よりも、時候のことなどさりげない話題から始めて、認知症の人にとっての懐かしい昔話とか自慢話・苦労話など、本人のこころに響くことを話題にしたほうがよい。楽しい思い出など写真を用いるのもよいだろう。もし認知症の人が話す内容で、同じ話の繰り返しや事実でないことがあっても、指摘や訂正は極力控えて「ふむふむ」と聞きとめるようにする。認知症がかなり進行している場合には、言葉のキャッチボールはしにくい場合もあるが、一方的な話しかけであっても認知症の人にとっては嬉しいことであり、十分意味がある。

⑵　中核症状（できにくくなったこと）を受け入れ指摘を減らす

　次には、家族など身近な人は、物忘れなどの中核症状を、やむを得ないこととしてできる限り受け入れることが重要である。「忘れてもいい。覚えておいてあげるから大丈夫」「できなくてもいい、一緒にすれば大丈夫」などのサインを伝えたい。以前とは違いできなくなっていくことのつらさは本人を苦しめるが、受け入れて一緒にやっていきましょうと伝えることで安らぎが生まれることは確かである。

その上で、認知症の人の言動のあいまいさ・不自然さについて指摘したり訂正したりすることをできるだけ少なくする努力が求められる。中核症状は改善するものではないし、認知症の人にとっては不本意なことを指摘されればされるほど、追い込まれて BPSD につながりやすくなることは明白である。「変わっていく姿を認めたくない」「(それまで) できたことはしてもらいたい」という家族の嘆きは大きいのだが、励ましているつもりの指摘であっても、よい結果になることはない。中核症状のために不自由になった行動も、できれば温かく見守ってほしい。排泄などの失敗があっても、黙って後始末をしているという介護者もいる。

　しかし、家族が立派な介護者になることはできない。わたしは、当初は指摘を 7 割くらいに減らしてもらうように話しているが、5 割にもなれば認知症の人の表情が変わり、穏やかになってくる。

　中核症状を受け入れてもらえれば、認知症の人にとっては「叱られる」ことが相対的に減ることになり、認知症の人の尊厳を守ることにもつながる。認知症の人は穏やかでいられるし、BPSD も軽快するので、家族の介護負担が軽減する。わたしたちの経験では、そういう事例は枚挙にいとまがない[5]。

(3)　できることをしてもらい称賛し感謝の気持ちを伝える

　認知症の人が、周囲が思う以上にできる能力をもっているのも事実である。実際にはできること(仕事をする、話す、知識を伝える、歌う、踊るなど)はたくさんある。それにもかかわらず、"できなくなった人"と思われがちで、役割を取りあげられやすい。

　しかし、認知症の人にできることをしてもらうのには多少の辛抱が必要である。たとえば、夕食後に食器洗いをしようとする認知症の姑を、「きれいに洗えないから」と言ってやめさせようとする嫁がいる一方で、「(二度手間になるかもしれないが) あとで洗えばいい」との思いをもち、姑の役割意識を大切にして、食器洗いをしてもらう嫁もいる。後者の場合は、認知症の人のプライドが大切にされ、モチベーションが生かされて、認知症の人の自信にもつながる。認知症であっても役割意識がもてて、意欲的になれる暮らし

があるということになる。もちろん、できることをしてもらったら、称賛し感謝することが大切である。

⑷　デイケアやデイサービスなどのサービスを利用する

　しかし、現実的には以上のかかわりをすべて家庭や地域で行い支えるには限界もあり、認知症の人と家族の双方がよりよい生活を可能とするためにデイケアやデイサービスなどのサービスを利用することも大切である。デイケアやデイサービスは、家族の介護にまつわる疲労感を癒す効果があることは事実であるが、認知症の人にとっても、全面的に受け入れてくれる人（スタッフ）に囲まれて指摘されること（叱られること）がないのだから、寄る辺なさが軽快し、安堵感につながりやすいのである。デイケアやデイサービスでは、不完全ながら認知症を受け入れる文化（暮らし）がある。「何も言われなくていいわ」と認知症の人が言う。その上、家庭と違って、スタッフが何かと声もかけてくれるので、嬉しくなる。また「自分だけなぜこんな病に……」などの不安な思いをもつ認知症の人にとって、他の利用者を見て自分と同じような人がいると感じることも、自分だけではないという安心感につながる。

　しかし、それ以上に重要なことは、デイケアなどへの参加意思を含めて認知症の人の意思が尊重されなければいけない。デイケアのプログラムについても、認知症の人の意思やプライドを大切にしたかかわりが大切になる。それぞれの認知症の人の経歴や能力が生かされて、その人が主役で輝けるようなプログラムがあれば、認知症の人は自信を取り戻すことができ、穏やかさがさらに増すだろう。当初は行きたくないと言っていた人が数回も行けば、家にいるよりも気分がよいと感じ、迎えのスタッフを待つようになることも珍しくない。そうしたデイケアなどでの穏やかで笑顔のある本人の様子を知って、家ではどうして笑顔がないのかと、自分たちのかかわりの問題点を知ろうとする家族もいる。

5．在宅での暮らしが困難な場合

ところで、デイケアやデイサービスを利用しても、すべての例で在宅での生活がうまくいくとは限らない。デイケアなどでは穏やかでも、家に帰ってから別人のように激しい BPSD を呈する認知症の人はいる。BPSD の発現に家族関係の良し悪しは強い影響を与えるが、悪い場合はもちろん、良い場合でも、認知症の人ができなくなっていく姿を受け入れられないとばかりについつい "指摘" してしまうことで、認知症の人が反応してしまう。家族の葛藤はよくわかるのだが、結果的に "からくり" の悪循環から抜け切れず、本人の混乱も激しく、家族が疲憊し切った状態になってしまう。やむを得ず薬物療法を行うことになるし、時には入院や施設入所の手立てをとらざるを得ないこともある。しかしそういう場合でも、退院（所）後、認知症の人や家族が穏やかに暮らすためにも、"からくり" を知っていたほうがよい。

家族の歴史は誰にも言えないほど複雑な場合もある。誰もが本心では自分の家で暮らしたいと思うが、心穏やかな環境であればこそである。家で暮らしたいと言っていた厳しい表情の認知症の人が、家族と離れグループホームなどに入所してしばらくすると、まるでそこが自分の家かのように穏やかな表情になって暮らすようになる例があるのも事実である。

6．一人暮らしの場合

これまでは、主に家族の同居を前提として述べてきたが、今後も増えると予想される一人暮らしの認知症の人の場合についても触れておく。

一人暮らしの認知症の人も、認知症になりゆく過程で近所付き合いや友人付き合いなど周囲とのつながりをなくしやすく、そういう意味で認知症になりゆく不安とともに孤独感がある。しかし、家族がいる場合とは異なり、もともと一人暮らしで孤独には慣れがあり、家族に囲まれての孤独感・孤立感とは違うので、寄る辺なさを感じることは比較的少ないと思える。そして、

日々指摘を受け（叱られ）続けるストレスもきわめて少ないので、"からくり"からみても、一人暮らしの認知症の人は、家族と暮らす人より BPSD が起こりにくいだけでなく、あっても程度も軽い可能性がある。実際に、わたしの長い臨床経験では、一人暮らしの認知症の人の BPSD は軽い印象がある。興奮や暴力は明らかに少ないし、介護拒否や「帰る」妄想、人物誤認妄想、物盗られ妄想や嫉妬妄想なども多くない。

　一人暮らしの人が認知症になれば、ゴミ出しの日を間違うなど周囲に気づかれやすく、認知症の比較的早い段階で相談・支援が行われやすいものである。一人暮らしということで、時として支援拒否例などがクローズアップされて困難が大きいと思われやすいのだが、ほとんどの一人暮らしの認知症の人自身は、他人に迷惑をかけたくないという思いが強く、また人とはつながっていたいという思いをもっている。心配する周囲の人の温かい声がけを受け入れて、ホームヘルパーやデイサービスなどの介護保険サービスをスムーズに利用する場合が多い。一人暮らしの認知症の人も、いろいろな人とのつながりを得ることで、BPSD はさらに起こりにくくなり、あっても程度は軽いし、一般的に思われている以上に豊かに暮らしていける。

　日常診療では種々の BPSD を呈する認知症の人に出会う。そのなかの一例を取り上げ、認知症の人とともに生きるべく具体的な診療風景について述べてみたい（なお、事例は本人と特定できないように修正してある）。

7．"からくり"でひもとく事例

　Ｂさん、80歳、男性、アルツハイマー型認知症
　3人同胞の末子、姉が2人いる。もと大学教官で妻も同職。夫婦仲はよかった。子どもは息子が1人いるが、都会に住み夫婦2人の暮らしが続いた。50歳台から糖尿病の既往あり。60歳で退職したあと別の大学に異動し、70歳まで勤めた。仕事を辞めてから人付き合いが減ったが、Ｘ－3年頃から物忘れが強まり、某総合病院の神経内科でアルツハイマー型認知症の診断を受け通院していた。

生活は普通にでき、身の回りのことも自力でできていたが、最近になって同じことを何度も言う、妻と一緒に外出しても妻と一緒だということを忘れ、ここで待っているように言われたことも忘れて一人で帰ってしまう、など騒ぎが多くなり、対応を求めて X 年 6 月14日、当院を受診した。

(1) 初診時の対応

わたしは初診時には診断のための問診とともに必ず"からくり"を説明し、認知症の経過が"からくり"のどの段階にあるのか確認する。B さん夫婦の場合、以前より明らかに夫婦のさりげない会話が減っていて、妻は B さんの認知症を認めたくない思いが強く、B さんの物忘れに対して忘れないように細々と注意していた。B さんには時々妻を否認（あるいは誤認）する言動がみられ、妻に「あんたは誰？」「あんたはどこに帰るか？」「あんたはどこで生まれたか？」「自分にはもう一人の連れ合いがいる」などと言うようになっていた。いつもではなく、一日のうちにそういう時間帯があるという。一方では、妻に「申し訳ない」とも言い、妻が外出して居ないと不安になって探した。

"からくり"にはまりつつあることを確認したあと、B さんへの問診を行う。

——以前より物忘れが多くなりましたね？
そうですね。
——物忘れが多くなってつらいですね？
あんまり……。
——でも、以前と比べたら、思うようにいかなくなって情けないなと思いませんか？
情けないです。
——こんなはずじゃなかったと思いますか？
思います。
——奥さんを頼りにしておられますね？

そうです。

——奥さんがいないと心配ですよね？

そうですね。

——でも奥さんはうるさくないですか？

そんなことありません。

——奥さんにいろいろ言われて気分が悪くなるとか？

そんなことはありませんね。

　"からくり"の説明を聞いたあと、多くの認知症の人は、自分の思いを代弁してもらったように感じ、表情が穏やかになる。物忘れの多さなど以前と比べて不自由が多くなったことを認め、家人らの指摘に対してつらい思いを述べることも少なくない。Bさんの場合は物忘れなどについては自覚的であったが、妻のBさんへの対応については妻を悪く言いたくないという思いのためだろうが、取り繕いがあった。

　認知症の診療は、本人の不安な気持ちを受け止め、こころを通わすことが大切なのは言うまでもないが、BPSDへの対処として重要なのは家族など周囲の対応である。Bさんの妻には、妻自身の不安や心配を受け止めたうえで、Bさんは自分の不自由な状況をわかっているが、思うように話せないこと、妻を頼りにしていることを伝える。Bさんが妻を否認することについては、Bさんの認知症を認めたくない妻の"指摘"が続くと、その都度眉間にしわを寄せた厳しい表情になっているはずで、いつもと違う妻を認めたくないBさんは、認知機能の衰えもあり、感情が高じて混乱しやすくなった状態では妻を優しい妻と同一視できない、と説明した。一日のうちで妻からの指摘がない自然な夫婦の時間があり、その時のBさんは妻を認めていて穏やかである。普段から会話を増やして指摘を減らせば、そういう言動は減るだろうと話した。

　Bさんの表情がさらに和らぎ、妻とBさんともに、今後は当院に通院したいという。MMSE（Mini-Mental State Examination）は16点。引き続きドネペジル8mg朝食後投与。

(2) その後の経過①

　その後、Bさんは妻とともに定期的な受診を続けた。Bさんは自発的に話すことはなく、問われたことには取り繕って答えやすく、一方、妻は常にBさんの物忘れやBPSDについて心配し嘆いていた。その都度、誰でも認知症になる可能性があり、忘れることは仕方ないことで、妻の心配したくなる気持ちは理解しつつも、励ましの"指摘"はBPSDにつながりやすく、よい結果をもたらさないと話した。Bさんも当初、診察の始まりはやや緊張した感じであったが、妻と主治医の問答を聞いているうちに表情が柔らかくなるのが常であった。通院を続けるうちに、穏やかな表情で診察室に入るようになった。

　以後は、特にBPSDにまつわるエピソードのある診察日を取り上げ、妻との問答を中心に記載する。

X年10月9日

Bさん：特に変わったことはありません。

妻：私が叱っていると。私が決めつけるらしくて……それに時々私をお姉さんと言います。普段はお母さんと言うのに。それに、どっちが偉かったかな、と言います。

——"姉"というのは、おそらくBさんにものを言う強い人という意味であり、どっちが偉かったかな、というのは、本来Bさんが一家の中心で、決めごとをするのはBさんであったのだが、夫婦間がいつの間にか"主客転倒"の関係になっているということでしょう。いずれにしても、ご本人にとって優しい妻に戻れば、"姉"もなくなるでしょう。

　やや緊張した表情で入室したBさんだが、主治医の話を聞いているうちにあいづちを打ち始め、最後に「先生の話を聞き、元気が出ます」とはっきり話す。

X＋1年1月16日

Bさん：元気でした。

妻：相変わらず物忘れがあります。年が明けた頃から認知症がどんどん悪
　　くなっています。それに、この頃出歩きます。「(もう一つの)家に帰
　　ってくる、素敵な奥さんがいる」と言います。毎日、毎日で……、一
　　方で「自分がどこにいるかわからない。そういう自分が情けない」と
　　言っています。

　主治医として「帰る」ことの意味について話す。「帰る」は、"癒されると
ころに戻りたい"という心境であり、その時はわが家が癒しのある、安心な
場所ではないことを意味している。Bさんにとっての妻は、優しい(素敵
な)妻が記憶の中心であり、優しい妻が待っている家に帰りたいということ
であろう[6]と話す。

　Bさんは穏やかに聞いていて、診察終了時は「ありがとうございます」と
深く礼をして帰る。

X＋1年4月10日

Bさん：変わったことはないです。

妻：変わったことだらけです。帰ると言います。実家に帰ると言って家を
　　出ます。

Bさん：そんなこと言っちゃいかんよ。

妻：「帰る」と言って出て行きましたが、帰ってこなくて、1回は110番し
　　て探してもらいました。別の時は、黙って出て行きましたが、市役所
　　あたりで通りがかりの人がおかしいと思われて、市役所に連れて行っ
　　てくれたらしく、ちょうど110番したあとに市役所から連絡が入り、
　　市役所の人が連れてきてくれました。夕方になると、帰らないといけ
　　ないみたいで、「今から上津(実家)に行く」と言って出ようとして、
　　近所の人が心配して連れ戻してくれました。それでも、「自分ではな
　　んで出たかわからない」と言う時もあります。それに、相変わらずわ

たしが家内ではない、別な人だと言います。自分には妻がいると言います。でも朝から晩までではありません。いい時間帯もあります。

「帰る」と言って家を飛び出すことと黙って飛び出すこと（徘徊）の差や意味について、"からくり"から抜け出す手立てを重ねて話すが、妻もくたびれているよう。デイケア（通称：小山のおうち）を見学していただき、通所を考えることにする。Bさんもデイケアについて、特に嫌がらず通所を受け入れる。

(3) デイケアでの状況

Bさんは週に4日小山のおうちに積極的に通い、午前や午後のプログラム中は穏やかに過ごしていたが、昼食後の昼寝などのプライベートタイムに外に出て行くことが何度かあった。ついて歩いたスタッフの「どちらに行かれるところだったのですか？」との問いに、いつも「妻を探しに……」と答えていた。

X＋1年6月6日

Bさん：変わったことはありません。

妻：小山のおうちには喜んで行っているので安心ですが、家では毎日どうしたらいいか困ってしまいます。「帰る」と言って家を出たのですが、徘徊して30kmも離れた町で見つけられました。警察沙汰になりました。車に乗せてくれた人がいたようですが、本人は何ごともなかったようにケロッとして帰ってきました。「家に帰る」と言いますが、そこに妻のわたしがいるようなことを言います。「自分にはもう一人連れ合いがいる」「別な家があって優しい家内がいる」などと言います。「帰る」と言って出ていこうとして、わたしに一緒に行こうと言う時もあります。それに、わたしがいろいろ言うからか、わたしが自分より偉くなったような言い方をする時もあります。「決定権は自分にある、自分のことは自分で決める」とも言います。

改めて、長生きすれば誰でも認知症になるから、そういうものだと思って対応し、諭すような言い方はしないほうがよいと伝えるも、聞いておられないのか、「わたしはいつもそうしています」と言い、自分の対応の問題ではないように言う。妻も疲れてか、自己反省的な視点が乏しい頑固な態度が強まっている。

X＋1年8月19日

この頃、夜間の徘徊が続いていた。

Ｂさん：別に変わったことはありません。

妻：先日も夜中にひと悶着ありました。ひと眠りしたあとに、トイレに起きた時にわたしを起こしました。その後、「帰る」と言い、家を飛び出しました。ちょっと目を離した矢先に飛び出し、ものすごい勢いで走っていきました。結局警察沙汰になりました。いたたまれなくなるみたいです。「彼女のところへ行く」とか「別れた彼女に申し訳ないから探しに行く」と言います。わたしに一緒に行ってくれとも言います。先生の言われることはわかるけど、おまわりさんにも叱られました。どうしていいかわかりません。

　"彼女"の登場は、妻とつながっていたい、妻に優しくしてもらいたいという本心から出たものと思えるが、重ねて、Ｂさんの気持ちを知って対応を変える必要があると説明していると、突然Ｂさんが「ごめん、ごめん、母ちゃんにそんなに迷惑をかけているとは知らなかった。ごめん、ごめん、母ちゃんを悩ませないようにするから、迷惑をかけないようにするから……」と妻に向かって話す。妻は「ごめん、申し訳ない、は毎日聞いています」と言う。

　以前から同じ問答であるが、妻の対応を少しでも変えることで改善が可能であると説明するも、「自分が変わったら夫が変わるのですか？」と言い、「わたしはもうどうしようもありません」と言う。妻の切迫した不安に対し、入院の話をしたが、「それは……」と否定した。Ｂさんはじっと妻を見つめ

ていた。

⑷　その後の経過②

　しかし、入院の話をしたこの頃をピークに妻の不安・不満が格段に少なくなった。Bさんの徘徊も減り始め、Bさんが小山のおうちから出て行くこともなくなった。妻は、Bさんが小山のおうちに通うようになり余裕ができたこともあろうが、最も大きな理由は、小山のおうちの家族会の家族によるピアサポート的な支えかもしれない。妻は小山のおうちの家族会に何回か参加しては、いつもBさんの介護の大変さをアピールしていた。しかし、多くの他の参加者から「正そうとしてはダメ」「うちでは○○しますよ」と諭されることが続いた結果、「わたしが変わらなきゃダメなんですよね、でも……」というように心情に少しずつ変化が見られていたのである。Bさんの認知症は進行している（MMSE12点）。

　Ｘ＋１年９月10日（小山のおうちでBさんと面談）
　──最近家を出たことは覚えていますか？
　はっきりは覚えていないが、家を出た感じはあります。
　──なんで家を出たのですか？
　わかりません。
　──実家はどこですか？
　上津です。
　──その実家に帰ると言って家を出られたようですが、どうして実家に帰りたかったんでしょう？
　１回くらいあったと思うけど、なんでそういうことを言ったのか自分でもわからないですね。
　──奥さんとは恋愛結婚とお聞きしましたが？
　そうです。
　──夫婦喧嘩をしたことは？
　ありません（きっぱりと）。一度もありません。

——奥さんがBさんの物忘れなどについての態度が厳しいなと思うことは？

ありません。

——叱られているという感じをもったことは？

ありません……でもやっぱり別人格だから夫にだって話せないことがあるのは当然でしょう……でもそれで夫婦の間でどうこうはありませんでした。

——奥さんのお話では、別れた彼女が待っているというようなことをおっしゃったそうですが？

全然記憶がありません。ぼくは別れる気はまったくありません（涙される）。

(5) 事例のまとめ

認知症の人の想いは、当然ながら単純ではない。

BさんのBPSDである妻の否認、誤認、別の家の存在、亡くなった姉との同一視、昔の彼女の登場、実家へ「帰る」妄想、頻回の徘徊などは、脳の器質的な所見では片づけられない心理的な機序が想定されるだろう。それらについて"からくり"を参考にして解釈を試み、対処の仕方について妻に理解を求めた。

このような解釈と説明は、Bさんにとって気持ちを代弁することであり、小山のおうちでの集団精神療法的かかわりの治療効果もあってBさんは穏やかさを増した。妻も小山のおうちを利用して余裕ができたうえに、家族会のピアサポート的な支援効果もあって、Bさんへの対応に変化がみられるようになっている。Bさんと妻はともに生きていく手立てを得つつある。

認知症医療を行う者にとって、認知症の人とともに生きるとはどういうことか。認知症の診断に重点をおくのは当然としても、診断したあとに認知症の人の想いに寄り添い、認知症の人とこころを通わす医療が大切であろう。認知症の人の寄る辺なさに寄り添う医療・ケアである。ここでは一つの臨床的実践を報告した。

8．認知症初期集中支援チームの事例

　次に、多職種が連携して認知症の人や家族を地域で支える事例についても述べてみたい。当院は出雲市から委託を受けて認知症初期集中支援チーム活動を行っているが、チーム員は“からくり”からみた認知症の人や家族の状況を分析し、本人や家族支援に生かしている。活動風景を報告する。

(1)　事例・Cさん

　80代のアルツハイマー型認知症の女性。独身。勝気で自立心が強い。繊維会社で臨時職員として働き、その後は喫茶店や食堂など飲食業で働いた。仕事をしている間は幅広く人との付き合いがあったが、仕事をしなくなってからはその付き合いがなくなっていった。美人で明るいCさんは男性との出会いもたくさんあったようだが、結婚に至るまでには発展しなかった。市営住宅で自由に暮らしていたCさんだが、ある時期から近隣の顔見知りの家に頻繁に訪問するようになった。「なんか食べるものがないかね？」や「電話貸して」などの要求から「お不動さんをZさんに盗られた」などと被害的なことを言った。あまりにも頻繁な訪問にくたびれ果ててしまった近隣の住民があんしん支援センター（地域包括支援センター）へ相談した結果、認知症初期集中支援チームへの支援依頼となった。チーム員会議で、“からくり”からみた本人の状況を確認した。

　長年一人暮らしをしてきたが、加齢とともに物忘れが多くなり、大切なもののしまい場所を忘れるなど生活がしづらくなっていた。一人で生きてきた気が強いCさんは、ボケたらいけないと頑張っていたが、物忘れが多くなるなかで近所付き合いが減っていった。一人暮らしで孤独には慣れていたが、物忘れが多くなり近所付き合いがなくなると、不安や寂しさが募ったに違いない。特に最も親しく付き合い信頼し頼りにしていたZさんとの付き合いが途切れたのはショックだったと思われる。勝気なCさんは、付き合いが途切れたことで裏切られた感じをもったはずである。「お不動さんをZさん

に盗られた」とZさんへの被害妄想に発展したのである。頼りにしていた人との関係が途切れ、寄る辺ない状態のCさんだったが、寂しさや不安の中で話し相手が欲しくなるのは当然である。多くの寂しくなった認知症の人が、話し相手を求めるかのように、嫁いだ娘などの離れた家族や知り合いの家を頻繁に訪問したり電話をかけたりすることはよくあることである。Cさんにとっては、同じ市営住宅に住む何人かの近所の人だった。しかし、何度も何度も訪問するCさんに、近所の人たちがくたびれるのも当然である。誰がCさんの不安や寄る辺なさを癒せる立場になれるか、が重要であった。そういう立場を担うような対応をすれば、近所への訪問が減るだろうし、被害妄想もなくなるのではないかとの見通しが共有された。

　支援目標は「話を何度も聞きに行き、頼りがいのある馴染みの関係になり、Cさんの生活のしづらさを手伝ってくれる介護保険サービスにつなげること」とした。チーム員は1週間に1回程度、Cさんの話を聞きに行った。訪問に対しては最初から受け入れはよく、喜んで話をしてくれた。訪問を繰り返すたびに馴染みになっていき、Cさんの困りごとを一つひとつ解決していった。次第にCさんは「助かった〜。一人だとどうしていいかわからないもん」「また、助けてね〜」と言うようになった。助けてくれる人が居る、頼ってよい人ができたと感じてもらえるようになり、助けを求めての近所への訪問が予想通り減っていった。チーム員の訪問によるかかわりで、Cさんは、馴染みの関係になれれば、頼りにしてくれるということがわかったので、Cさんの暮らし方に合わせて柔軟に対応してくれる小規模多機能型サービスを利用してもらうことを考え、すでにCさんと馴染みとなっていたチーム員が勤務している小規模多機能型サービスを利用してもらった。その小規模多機能型の施設に出かけて行っても、Cさんは頼りになる人が居るということもあってか、もう何年もそこに通っているかのように安心した姿があった。その後の順調な利用を確認して認知症初期集中支援チームの支援は終了となった。

⑵ **事例・Dさん**

　Dさんは90代のアルツハイマー型認知症の女性。お手伝いさんがいる裕福な家庭に育った。26歳で農家に嫁いだが、Dさんは4人目の再婚相手として迎えられた。Dさんは厳しい姑に育てられながら家業を手伝った。そして男の子を2人もうけた。Dさんは、57歳の時に夫を看取ったあとも、障害をもった次男の世話をしながら、地域の役もこなしよく働いた。長男は、よく耐えよく働く母の姿を見ながら育ち、母親想いであった。

　Dさんは加齢に伴って物忘れが多くなり、アルツハイマー型認知症の診断を受けた。その頃には定年退職していた長男がDさんの介護と次男の介護をするようになった。Dさんにはケアマネジャーが付き、介護保険サービスも入った。しばらくは順調に利用していたが、そのうちにDさんは家に居ても「帰る」と言うようになった。母を尊敬し献身的に介護していた長男は「帰る」と言うたびに、車に乗せて一緒にドライブした。しかし、家に戻ってくると「ここは私のうちじゃない！」とDさんが言うことが続き、どのように対応してよいかわからない長男は、「ここがお母ちゃんのうちだわね！」とDさんを叱ってしまうことを繰り返していた。長男はDさんに気分よく過ごしてもらうには、介護する側がどのように対応したらよいのかを、ケアマネジャーやさまざまな相談機関へ相談したが、納得のいく答えが得られず、相談機関の無策に激しい不満の電話を入れることが続いたため、認知症初期集中支援チームへ支援依頼となった。チーム員会議では、"からくり"からみた本人の状況を確認した。

　まずDさんは、わが家に居ながらなぜ「帰る」と言うのか。「帰る」という言葉は、普通は"安心できる場所、癒しのある場所に戻る"という意味で使われる。Dさんは、母親想いの長男と次男の3人暮らしである。母親が認知症になるなんて認めたくない長男は、一所懸命介護していた。何度も同じことを言うDさんに、長男はわかっているつもりでも眉間にしわを寄せて「さっきも言ったが」と言うことになる。さらにはDさんが認知症になってからは、それまでのような親子の会話は次第に少なくなっていったであろう。認知症になったDさんにとっての長男のイメージは、母親想いで穏やかな

優しい息子である。しかし、目の前にいる長男は、時々怖い顔をして叱る人になる。その瞬間、Dさんにとっては以前の優しい長男ではないのである。そして叱られることが続き、大事にされていないとの思いもあったDさんは、ある時「帰る」と言うようになった。わが家が安心できる場所、癒しのある場所ではなくなったのである。Dさんにとっての「帰る」は"自分を大事にしてくれる息子がいる癒しのある家に戻りたい"という意味に違いない。長男にこのような"からくり"を理解し対応してもらえば、Dさんも安心して家で過ごせるだろうとの見通しが共有された。支援目標は「Dさんと馴染みの関係になり、わが家でDさんが笑顔で暮らせるように支援する」とした。

　まず、Dさんと長男のもとへわたしがチーム員と一緒に訪問することにした。Dさんにどのように対応したらよいのか悩んでいた長男へ、"からくり"を示し、Dさんの状態を説明した。長男はすぐにこの"からくり"を理解したが、母親の認知症を受け入れることは容易ではないようで、長男の葛藤は簡単には収まらないと思えた。そこで、Dさんが豊かな気持ちで過ごせる時間を提供する認知症デイケア・小山のおうちの利用を勧め、その間は長男に介護から離れた時間をもつように提案した。

　Dさんは小山のおうちに行くようになると、家では見せなくなってしまっていた笑顔が見られるようになり、それを見た長男も肩の荷が下りたかのように乏しかった表情が明るくなった。チーム員は、Dさんの小山のおうちの利用が始まってからも、長男が一人で介護を背負ってしまわないよう、2人のもとへ訪問を続けていた。チーム員のかかわりによってわかったことは、長男の表情を見てDさんも同じ表情をすることだった。長男の表情が穏やかになるとDさんも穏やかに過ごされることから、家族全体を支援し、柔軟な利用ができ、さらには"からくり"を理解した対応を強みとした小規模多機能型サービスを紹介し引き継ぐことにした。引き継ぎ後も順調な経過であったので、認知症初期集中支援チームの支援は終了した。

(3) 事例・Eさん

　妻と長男夫婦と暮らしていた血管性認知症の80代のEさん。夫婦仲はよかった。土木関係の仕事を定年退職後は、野菜を育てたり鉢植えの菊を作ったりして暮らしていた。世話好きで、隣人の一人暮らしの男性の面倒をよくみていた。しかし、70代後半に脳梗塞を罹患してからは、好きだった鉢植えの世話をしなくなった。物忘れも目立つようになり、80歳を過ぎた頃からEさんの言動におかしさがみられるようになった。「新聞配達屋が鉢植えを持って帰る」とか「隣の人が入ってきて、下着やスーツも盗った」などの被害妄想も訴えるようになった。隣人に対しても直接文句を言うようになったり、警察を呼んだりするようになったので、認知症を心配する家族と神経内科医院を受診し、血管性認知症と診断された。しかし、認知症を受け入れられないEさんは処方された薬を飲もうとしなかった。その後は「妻が隣の人と浮気をしている」と言い、妻を疑うようになり、毎晩隣の部屋で寝ている妻を見張るように時々懐中電灯で照らしては、妻の所在を確認するようになった。以前のように夫婦仲良く暮らしたいと願う妻は、Eさんがどうしてそういうことを言うのか、どのように対応したらよいのかを地域包括支援センターへ相談した結果、認知症初期集中支援チームへ支援依頼となった。

　チーム員会議で、"からくり"的解釈がなされ、"からくり"にはまっていて、妻のEさんへの対応によってEさんが追い込まれている可能性があること、夫婦のつながりを取り戻してもらうことが大切との認識が共有された。早速"からくり"から抜け出す対応を行ってもらうために、チーム員とともにわたしも訪問した。しかし、Eさんは隣の部屋で休んでいて会いたくないとのことで妻と面談した。面談の話はEさんには聞かれているとの前提で行った。

　これまでの経過を詳しく聞き"からくり"からみた解釈を妻に話した。Eさんは脳梗塞後うつ状態に陥り、やがて物忘れが多くなり、認知機能が低下したようだ。鉢植えの管理もしなくなったし、隣人の世話も妻に頼むようになった。物忘れが多くなった頃から夫婦の間のさりげない会話が減っていく。妻はEさんがわからなくなったと思い、勝手に鉢植えを少しずつ処分した

が、Eさんは鉢植えが減っていくのを見て、新聞配達員が持っていったという被害妄想をもった。妻はEさんに認知症になってほしくないので、いろいろ励ましの指摘を続けた。認知症の進行に伴って、夫婦の普通の会話がさらに減り、Eさんは妻とのつながりが薄れ、寄る辺ない状態になったと思われる。それまではかいがいしく自分を支えてくれた優しい妻が、次第にEさんにとって自分を責め、叱責する存在になっていく。一方で、妻はEさんに頼まれた隣人への世話を続けていた。おかずをおすそ分けしてあげたり真面目に世話をしていたが、隣人には優しさを与えるのに、Eさんには眉間にしわを寄せ厳しい表情になる妻を見るうちに、Eさんは、当初は妻の好意を受ける隣人に妻を取られるという被害感情をもったと思われる。それが隣人への被害妄想や警察への通報につながったのではないだろうか。さらに、妻の好意を受け止める隣人に嫉妬感情も併せ持っていたに違いない。しかも、妻に厳しい表情で叱責されることで、自分はいらない存在ではないかとの思いが生まれ、限界がきた時に妻と隣人は関係しているのだという嫉妬妄想の発現となったと思われる。Eさんは妻の所在が気になりだしたのである。

　妻はEさんを愛している。以前のように夫婦仲良く暮らしたいと願っていた妻は、"からくり"を理解し、夫との関係が遠くなってしまったことに気づき、納得した。妻には夫とのつながりを取り戻すために、夫に対して感謝を述べること、夫と同じ部屋で寝るように伝えた。しかし、Eさんの寝室は物が多く狭いので同じ部屋で寝ることはできないとのことなので、Eさんと手をつなぎ、おやすみの挨拶をして、寝室の襖を開けたまま寝るように勧めた。妻は「よくわかりました、やってみます」と言った。チーム員はEさんの想いを受け止めるべく、訪問を開始した。

　ところが、半月ほど経ったある日、Eさんが体調を崩し入院になり、約2ヵ月後には亡くなるという急変の転帰となった。チームとしては悔いの残るかかわりだったと思っていたが、Eさんが亡くなったあとに妻から聞かされた内容は、Eさんの想いを知った妻は、半月間だったが、チームから言われた通りに徹底的にEさんに感謝の言葉を伝え、夜は手をつなぎ、おやすみの挨拶をしたという。わずかな時間であったが、Eさんは亡くなる数日前に

は、以前のような穏やかさを取り戻していて、妻に深く感謝するようになっていたという。妻はEさんが亡くなる前に夫婦の愛情が取り戻せて本当によかったと話し、チームの支援に対して感謝の言葉を述べられた。

9. 終わりに代えて

Aさんに出会った当初は、なぜ認知症をそんなに恐がるのか、なぜ家族がいるのに「独りぼっち」などと言うのか、なぜわが家があるのに「帰る」と言って出ようとするのか、などまったく理解できなかった。しかしAさんと出会えたことで、認知症の人のこころの世界を垣間見ることになり、認知症という病を患って生きるということはどういうことなのかという大きな命題を与えられたのである。それまでは認知症に対して、治せない、会話にならない、時間がかかるなど、否定的な見方をしていたし、悲観的な脳の病としての認知症しか頭の中になかった。そうしたネガティブイメージでいっぱいの自分自身の認知症観を問われることから始まった旅は、Aさんに続いた多くのBPSDをもった認知症の人との交流を通して、"からくり"を手にしたおかげで、30年経って何とか認知症の人とこころを通わせることができるようになった気がする。

しかし、認知症を生きることはなお易しいことでない。世間の風潮には、おびただしい認知症についての情報とともに、一部「RUN伴」のような祭り的華やかさが与えられたりして、認知症が身近になって受け入れられているかのような雰囲気があるが、実際に認知症になった人の多くは、不自由な生活を強いられていて、結果的にBPSDを発現することになり、病院への入院か施設入所にならざるを得ない人が多いように思う。認知症はどこか他人事であり、自分の問題としてとらえる人はまだ多くない。個人的な臨床感覚かもしれないが、特別養護老人ホームなどに施設入所した認知症の人は、そう遠くない時期にあまり話さなくなる人が多いように思える。自ら言葉を話さなくなった認知症の人も、こころの中にはまだまだ豊かな世界があるのに、周囲がメッセージを送ることをしないためにこころを閉ざしてしまうのだろ

う。そういう状況になった認知症の人は、もうこの世とのお付き合いは結構とばかりに起きていても目を閉じてしまう。

　"からくり"を知ることで認知症をもっと身近に受け止めてもらい、まず家庭で認知症を受け入れる文化（暮らし）ができ、それを隣近所に広げ、さらに地域社会に広がればよいと思って、毎月1回地域のコミュニティセンターに出かけて市民との対話型の啓発活動を続けて20年になる。[8]さらに10年前から小学校や中学校にも出かけて寸劇を行って認知症の人の思いを伝える啓発をしている。すでに出雲市民の17万人のうちの1万人以上の人に"からくり"を伝えてきた。この地域では"からくり"が共通言語になりつつあり、出雲医師会のホームページや出雲市版の認知症ハンドブック（ケアパス）にも載っているが、認知症を受け入れる文化（暮らし）づくりは今後も続けていくつもりである。

　（なお、本章で紹介したAさんには承諾を得ているが、その他の事例は本人と特定できないように修正して記載している。）

〔文　献〕
　1）高橋幸男「痴呆を患ってどう生きるか―痴呆老人デイケアの経験から」『精神神経学雑誌』102巻9号、770-775頁、2000年
　2）高橋幸男「認知症高齢者への集団精神療法（生活リハビリ活動）」『精神科臨床サービス』7巻3号、403-406頁、2007年
　3）高橋幸男『認知症はこわくない』NHK出版、2014年
　4）Sweeting H, Gilhooly M: Dementia and the phenomenon of social death. *Sociol Health Illn* 19(1): 93-117, 2008.
　5）高橋幸男『認知症を受け入れる文化、そして暮らしづくり―ケアマネジャーに知って欲しい認知症についての最低限の知識』42-93頁、エイアールディー、2021年
　6）高橋幸男「認知症医療の視点からみた通うこと集うこと」『デイケア実践研究』15巻1号、70-75頁、2011年
　7）高橋幸男「こんなときどうする？(2)徘徊」上田諭編『認知症はこう診る―初回面接・診断からBPSDの対応まで』147-152頁、医学書院、2019年
　8）高橋幸男「島根県・出雲市における重度認知症デイケアと認知症医療体制」『老年精神医学雑誌』25巻4号、371-378頁、2014年

第2章

無気力・無関心、うつ状態を見極める

上田　諭

はじめに

　認知症のなかで最も多いアルツハイマー型認知症の人について、無気力で
何事にも無関心になる、うつで元気がなくなる、という見方がとても多い。
認知症の人が活気なく、何にも興味を示さずぽんやりしているのを見たら、
認知症だからしょうがない、当たり前、という考えをもつ人も多い。これは
一般の人だけでなく、医療者や介護職でもそうである。実際、医学研究では
アルツハイマー型認知症の人の非常に多くが無気力で無関心になり、うつ病
になりやすい、ということが定説になっている。大きな問題は、認知症だか
ら、アルツハイマー型認知症だから当然そうなると考えられていることであ
る。アルツハイマー型認知症は部分的な脳の変化（退化）によって認知機能
の低下を起こす病気であるが、記憶や実行機能などにつながる変化は証明さ
れていても、よほど重度に進行するまでは、無気力やうつを引き起こす脳の
変化は確認されない。
　無気力やうつが起きるのには、認知症であることとは異なる原因があるの
である。アルツハイマー型認知症だから無気力やうつになるのではなく、別
の原因のために引き起こされている。その原因がなくなるか減るかすれば、
その人は元気で活発な姿でいられるはずである。その原因は、その人が毎日

接する周囲の人たちとのかかわりと日々の生活の仕方にあるのだと思われる。

　本章では、「無気力・無関心」と「うつ」とに分けて、事例を挙げて考えてみたい。さらに、無気力やうつに陥らないための「本人との対話」の大切さを取り上げた。

　事例は、プライバシーに配慮し、内容の細かな点を改変していることを、ご了解いただきたい。

1．アルツハイマー型認知症の人は無気力・無関心か

　認知症になると元気がなくなる。無気力でぼーっとしている。そう思っている人が、一般の人たちのなかには多い。ぼけたのだから当たり前と思い込んでいる人もいる。

　NHK総合の人気番組だった「クローズアップ現代」で、そのことがわかるエピソードがあった。89〜98歳の4人姉妹が出演して「おしゃべりで老化防止」というタイトルで認知症を取り上げた番組（2012年11月15日放送）でのことである。4姉妹はみな快活で明るく見えた。番組のはじめに、そのうちの一人が「認知症ってどういうもの？」と当時番組の人気キャスターだった国谷裕子さんに尋ねた。国谷さんは「物忘れしたり、ぼーっとしたりする」と答えた。これは間違った説明である。たしかに物忘れは認知症の大きな特徴だが、「ぼーっとする」というのはまったく典型的ではない。認知症のうち7割を占めるアルツハイマー型認知症では、よほど重症になるまで、ぼーっとして無気力で周囲に無関心な姿になることはない。NHKの国内一級ニュースキャスターにして、認知症に対して必ずしも正しくないイメージを抱いてしまっているのである。一般の人々がそのように思っても無理がないところがある。

　アルツハイマー型認知症の人は、つらいことやいやなことがなければ、明るく、元気である。つまり、一般の人々と変わらない。認知症でない健常な一般人なら、普段変わったことがなければ、それなりに明るく、元気だ。元気がなくなり、ぼんやり無気力になるとすれば、体調が悪いか、悩むような

つらい出来事や知らせに遭遇した時であろう。認知症の人だってまったく同じである。いやなこと、不愉快なこと、つらいことがなく、体調が悪いことさえなければ、元気で明るいのが普通なのである。

　脳の問題で（器質性に）無気力になったり、周囲に無関心になって、ぼーっとする時間が多くなったりする状態は「アパシー」と呼ばれる。脳梗塞や脳出血のあとに認知症が現れる血管性認知症という病気の人はアパシーになりやすい。血管病変によって脳のある部分が損傷されてしまったからである。また、人物の幻が見えることが特徴のレビー小体型認知症でも、覚醒度が変動することで、ぼんやりしたアパシーのような状態を呈すことがある。前頭葉の機能低下が起きる認知症である前頭側頭型認知症でも、気力と自発性の低下が起き、アパシーといえる状態になる。これらのアパシーを治して活気ある状態に戻すのは非常に難しい。有効な治療がないのが実情である。ちなみに、アパシーとうつとは異なる。一番の違いは、自分の状態をつらいと感じるかどうかである。アパシーの人は、無気力でもそれを悩んで葛藤したりしていない。悩んで早くつらさから抜け出したいと思うのがうつであり、こちらは薬物療法など治療法がある（うつについては後述する）。

　いま述べたアパシーを呈する認知症を合わせても、認知症全体の約３割である。残りのほとんどを占めるアルツハイマー型認知症では、脳の梗塞・出血のような損傷は起きないし、よほど重度にならなければ覚醒度の変動も前頭葉障害も起きない。アルツハイマー型認知症は軽度であれば、記憶力にかかわる海馬という脳の部分の変化が中心で、アパシーを起こすような脳の欠損は生じないからである。

認知症にアパシーが多い、は間違い

　ところが、医学の世界では、アルツハイマー型認知症の人の大半が、無気力で周囲に無関心、つまりアパシーになるというのが定説になっている。研究によれば、アルツハイマー型認知症のBPSD（行動心理症状）の中では、アパシーの頻度が１位である。日本だけでなく、世界的にそうである。日本の現状について、軽度のアルツハイマー型認知症の74人を対象に調べた研究

では、96％がアパシーを呈すという論文[1]がある。最近では、初期の684人を対象にした研究で、アパシーを呈すのが75％という数字が発表されている[2]。

　アルツハイマー型認知症の脳の障害では起きないはずのアパシーが、なぜこれほどに多いということになるのか。研究が示す通り、現実には、多くの人が無気力で無関心に見える姿を呈し、それを論文研究者らが評価して高い数字になっているのだと考えられる。

　こうした誤った「常識」は、高齢者医療で新たな問題も生んでいる。高齢者うつ病を認知症と誤診してしまいがちになることだ。高齢者が活気なく無気力になって、何も身体の病気がなければ、最初に疑うのはうつ病である。認知症ではない。うつ病には確かな治療法があり、8〜9割が改善できる病気である[3]。ところが、うつ病治療が難航したり長引いたりした時に、元気のない姿をアパシーととらえて「認知症の症状だから治らない」と診断してしまう傾向が、高齢者の臨床の場でしばしば見られている。認知症にアパシーが多いと誤って「常識」化された結果、うつ病の症状までも認知症にされ、治せない言い訳にされてしまう。高齢者精神医療の重大な問題の一つである。

　一方、本題の認知症に現れた無気力・無関心の姿は、あくまで表面的な姿で、アパシーではないのである。アパシーは医学的に本来難治であるが、アルツハイマー型認知症に「蔓延」するアパシーそっくりのこの状態は、実は治すことができる。それには、アパシーそっくりな状態を生んでいる原因を探ることである。

　もともと明るく元気なはずのアルツハイマー型認知症の人を無気力で無関心にしているものは、おそらく周囲の人のかかわりや環境である。認知症の人で、物忘れや日付間違いを叱られていやな思いをし、できないことが増えて戸惑い悩むことのない人はほとんどいない。やりたいことが自由にできなくなり、自信と居場所を失っていく。何もしなくてよいと放っておかれれば、だらだらと毎日を過ごしてしまう。それはたしかに無気力で無関心な姿に見えるだろう。実際は何かをする能力もやる気も残っているのに、それをする場所と役割がなくなってしまっているからである。このみかけのアパシーは、アルツハイマー型認知症の人の脳の障害なのではなく、元気をなくさせる周

囲の環境と楽しみや張り合いのない生活から生まれた心理状態なのである。決して、アルツハイマー型認知症の特有の症状ではない。

　本人が少しでも能力を発揮でき、人と交流し、張り合いのもてる場を上手に提供できれば、ほとんどの人は生き生きと楽しい時間を過ごすことができる。例えば、デイサービスに通い始めて、自分のやりがいを見つけたり、仲間に感謝されるようになったりして、見違えるように元気で活発になる人は珍しくない。

　アルツハイマー型認知症の人が無気力でぼんやりしていたら、認知症に多い症状なのだと思う前に、周囲のかかわり方や対応の仕方が本人をいやな気分にしていないか、日々何か楽しみをもてる生活ができるように周囲が配慮できているか、を問う必要がある。

　具体的な事例を見てみたい。

〔事例1〕介護態度によって生じた無気力

　80代前半、女性、アルツハイマー型認知症中等度（改訂長谷川式簡易知能評価スケール〔HDS-R〕は12点）。

　内科医に以前よりかかり、5年前から認知症の診断でドネペジル5㎎を服用していたが、認知症が進行してきたということで当院を受診された。もともと専業主婦で、夫は10年以上前に病気で他界。パート勤務をしている娘とその夫と3人暮らしで、娘が一人で介護していた。既往症に高血圧があり、降圧薬と緩下剤を常用しているが、毎年の検診でも目立った異常は指摘されていない。

　デイサービスの利用が週2回だけで、家では退屈なことが多い様子がうかがわれたため、回数を増やすことを勧め、まもなく週4回利用になった。休むことなく通うことができていた。

　受診時、女性はいつも表情が乏しく言葉少なで、こちらの問いかけに対して、抑うつ感や不調の訴えはないが、はっきりした言葉も返ってこない。笑顔はみられず、表情もほとんど動かない。明らかに活気がない。

──元気ですか？

まあ、普通。

──デイサービスは行けてますか？

行ってます。

──楽しく過ごせますか？

まあまあ。

──友達や話し相手はできましたか？

まあちょっとだけ。

──家ではどんなことをして過ごしてますか？

テレビ見たり。

──テレビで好きな番組はありますか？

……。

──家にいて大変なことや困ることはありませんか？

特にありません。

　診察に同席している娘は終始冷静な口調で、介護の大変さや困りごとを強く訴えたりすることもほとんどない。本人の話を「テレビはちらっとしか見ません。いつも何もせず座ってます」と短く修正することが多かった。時々「何もわからないですからねー」と投げやりであきらめともとれる言葉が聞かれた。

　受診して半年ほど経った頃、娘から突然「介護が大変でなんとかならないか」と珍しく訴えがあった。本人を隣に置きながら、「週に一度多量に排便する。その始末が大変」という。排便は３〜４日に１回の程度。４日間隔があくと、その後に大量排便があるのだという。

　その時期はだいたい察しがつくということなので、私は「見計らって、トイレに誘導してあげるようにしてみたら。もしそれがうまくいかなくて排便しても、その時は何も言わず、さりげなく処理してあげてほしい。週１回のことだし、なんとかできませんか」と提案した。

　しかし、その後の受診でも娘から同様の訴えが続き、娘は「間に合わずに

排便することが多くて、オムツからはみ出して悲惨なことになる。もう臭いもひどいし、後始末が大変なんですよ」と本人を前に話す。

　私は本人にとってあまりにつらい言葉だと感じたので、娘に「ちょっとそれは今やめましょう。あとで別に聞きますから」と制した。

　すると、娘は「何もわかってないから平気ですよ。早く死んでくれないかって思ってます」と言う。

　私は驚いて、「ここでそういう言い方をするのはやめてください」と注意したが、娘は「いつも本人にも言ってるから大丈夫です」と言った。

　それを聞いて唖然とした私は、「在宅介護を止めましょう」と提案した。娘も同意。１ヵ月後にデイサービスと同施設の老人保健施設に入所した。

　入所後、私が施設に様子を見に行くと、他の入所者と語り合う姿がよくみられ、今まで診察室でみせたことのない笑顔がみられるようになって、表情も豊かになった。

　娘は「母にもこんな明るい顔ができるんですね」と驚きの声をもらした。

　事例１のまとめ

　女性は一見、活気なく無気力で、関心も感情も失っているように見え、アパシーと呼ばれても仕方ない様子であった。しかし、それは娘の介護態度に大きな問題があったと思われる。娘と同席で診察を続けるなかで、本人の自尊心を傷つけるばかりか、侮辱するひどい言葉を、普段から投げつけていた様子がうかがわれた。娘は「何もわかっていないから」と言い、母の心情に理解や思いやりをほとんど示していなかったようにみえるが、一方で思いやりをもてないほど、介護が重い負担になっていたのかもしれない。女性は、娘の介護態度から受けるネガティブな圧力によって慢性的にアパシー様の状態になっていたと思われる。娘から離れて施設入所したことで、ようやく明るさが戻り、アパシーと見えた状態は改善傾向がみられた。診療のなかで、娘の負担感の強さや本人との関係の悪化に気づくのが遅れたことは大きな反省点であった。

〔事例2〕気後れして外出せず活動性低下

70代後半、女性、アルツハイマー型認知症軽度（初診時 HDS-R19点）。

元会社員の夫との2人暮らし。子どもはいないが、専業主婦をしながら、若い時から数種類の習い事をして、同じ趣味の友人も多かった。既往に高血圧があり、内服している。

数年前からめまいを訴えるようになり、同時に一日寝てばかりいるようになった。夫が作った食事は三食きちんととるが、それ以外は何もせず、テレビにも関心を示さない。夫がたまには外出するよう促すが、「会う人がいない」といって取り合わない。「無気力で何もしない」と紹介され初診。

他科での検査で、軽度の脳萎縮のみ指摘されたが、その他の器質的異常はなし。精神科からは、うつが疑われ抗うつ薬のパロキセチン（商品名：パキシル）を処方されていたが、何も変化がなかった。めまいがひどくて歩けないとのことで、夫に伴われ車椅子での受診。

夫とともに話を聞くと、この2、3年で仲のよい趣味仲間や友人が次々に他界し、出かけることが大幅に減った。家事も夫に任せっきりで一日臥床するようになり、同時にめまいで起きられなくなったという。

本人は「毎日何もすることがない」「めまいがして動けない」「すべてつまらない」と訴えるが、訴えの内容に比して、はきはきと生気のある口ぶりである。

私が「昔はお元気にいろいろやれていましたか」と問うと、「謡いやカラオケ、書道、油絵などやっていた」と目を輝かすように話す。「そんな多趣味だったのですね」と驚いてみせると、「今だって、やれば誰にも負けないわよ」と話す。

HDS-R には熱心に取り組み、近時記憶、物品記銘の課題を中心に失点があり、19点。頭部 CT では、前頭葉、側頭葉優位の軽度萎縮がみられた。

2年前頃発症と思われる軽度アルツハイマー型認知症だと診断した。認知機能の低下を自覚し始めたことに、仲のよい友人らの他界も重なって、趣味の集まりなどに出ることに気後れし、自宅閉居になってしまったのだと思われた。臥床ばかりの生活が、めまいを誘発した可能性があった。

これまで使っていなかった介護保険を導入し、デイサービスを利用することを強く勧め「レクレーションの先生役を」と"お願い"したところ、大乗り気で通所し、レクレーションに参加された。徐々にリーダー的存在となり、活気が増して、自宅で寝ていることはなくなった。めまいや意欲低下も改善、歩行も問題なくできるようになった。

事例2のまとめ

　認知症発症に伴い、活動性低下、終日臥床して何もしない毎日が続いていた。一見、無気力、何にも無関心、感情も動かないように見える。精神科ではうつ病と間違えられて、抗うつ薬も出ているが、もちろん効果はない。

　もともと社交的、活動的な性格で、趣味も多く「多芸」で、自尊心も高かったと思われる。認知機能低下に自らあるいは他人に言われて気づいて不安が増し、外出や交流もしたくなくなったのであろう。うつ病のように意欲が低下したわけではなく、思うように活動できる場、自分を発揮する場がなくなったことで、身動きができなくなったのである。その結果、臥床ばかりになったと思われる。表面的にはアパシーに見える一つの典型的パタンである。このような状況の軽度アルツハイマー型認知症の人たちを多数、無気力・無関心としてアパシーに数えあげ、研究論文の結果は作られていると思われる。

　主訴のめまいは、臥床ばかり続けている影響で、たまに起きようとすると慣れない行動でふらつきが生じてしまい、ますます起きなくなったというのが実態であろう。ただし、本人はめまいがたいしたことではないとわかっていたのではないか。外出して人と会うことで何かを失敗して恥をかくことを恐れて気後れし、めまいを言い訳にして閉じこもっていたのかもしれない。

　自分と同等レベルか自分より低い認知機能の人たちと交流するデイサービスで、自分を発揮し自尊心を満たせる場をみつけ、本来の生気と充実感を取り戻した。みかけのアパシー改善に必要なのは、役割と自己肯定感を得られる居場所なのである。

2．最も多い「環境反応性」のうつ

　アルツハイマー型認知症の人はうつになりやすい、という見方が医療の世界では当たり前のようになっている。元気がなくなり、動かなくなり、周囲のことにも興味をなくす。表面的には、前述のアパシーと似ている。

　しかし、アパシーとうつとは、実際は大きく異なることは、すでに述べた通りだ。アパシーには苦しみがなく、葛藤がない。うつには、自分が本来の状態ではないという「病識」が通常はある。もう一つの違いは、アパシーとは、うつと異なり、（脳）器質的病変によって生じたものを呼ぶということである。

　インターネットの医療サイトなどの解説記事に、うつ病の症状としてアパシーが挙げられていることがあるが、これは間違いだ。うつ病はいま述べた通り、脳器質性の疾患ではないので、アパシーという症状そのものがあり得ない。うつ病の人に無気力で周囲にも関心なく何もせず、かつそのことを苦痛に思っているという状態があるなら、それはうつ症状であってアパシーではない。

　アルツハイマー型認知症の高齢者にはうつ病が多い、というのは医学の世界では定説になっている。多くの医学研究の結果がそうなっているからだ。信頼できるある研究論文[4]によれば、一般高齢者のうつの頻度は高齢者全体の２〜３％だが、アルツハイマー型認知症では20〜25％もの人にうつが生じる。これに従うと、一般高齢者でうつになる人の10倍前後の数のアルツハイマー型認知症の人がうつになる計算で、アルツハイマー型認知症の４〜５人に１人がうつになるということになる。背景要因としては「特に生物学的要因の影響が大きいと考えられる」とされている。つまり、アルツハイマー型認知症の脳の変化がうつを生じさせているというのである。

　しかし、その「生物学的」根拠または脳神経学的な原因ははっきりしない。脳のどこにうつの原因があるのか、どの部分が要因なのかを調べる医学研究も行われているが、一致した結果は得られておらず、確定はしていな

い。アルツハイマー型認知症で起こる脳の障害で代表的なものは、最近のことを覚えられない（「近時記憶障害」）、段取りよく仕事や家事をできない（「遂行機能障害」）、着替えが苦手になる（着衣失行）などである。さらに進むと、どこにいるかわからない（空間見当識障害）、近しい人の顔がわからない（人物の見当識障害）なども現れるが、うつの障害、つまり気分が落ち込み、やる気がなくなるといった障害は、アルツハイマー型認知症の基本的な脳器質的症状として想定されていない。

　脳の障害は根拠に乏しい。とすれば、なぜアルツハイマー型認知症の人がこれほど高率にうつを起こすのか、その原因を考えなければいけない。研究論文には、原因はまったく考慮に入れられていない。精神科の医学研究で行う診断に、原因は必要ないからである。世界の精神疾患の研究における診断は、米国精神医学会の診断基準「DSM-5精神疾患の診断・統計マニュアル」で行われているが、これは「憂うつな気分」や「興味や喜びの減退」などうつの症状を数え上げて一定数に達せば、うつ病（大うつ病性障害ともいう）と診断できる。うつの原因は関係ない。

　上述の研究結果の数字には重大な欠点があると言わざるを得ない。それは、いま述べたDSMの診断を使う限り、どうしてうつになるかという原因を考えていないからだ。結果だけを見たら、アルツハイマー型認知症の人は、認知症という脳の障害でうつが多くなるのだと考えられてしまう。しかし、うつを引き起こす脳の障害は明確ではない。とすれば、うつになったのには何か別の原因があるのではないか。何らかの影響を受けてうつになったのではないか。そう考えるのは、ごく自然なことである。むしろ、原因を考えもせず、うつという状態だけを見て、アルツハイマー型認知症にうつが多いと言うことのほうがおかしい。

　医学研究は、原因を考えずにうつが多いという結果を出し、その数字が独り歩きしているのである。大事なことは、その数字にはない。

孤独感が認知症のうつを招く

　問題は、アルツハイマー型認知症の人の生活と環境にある。「良好な生活

と環境」にいる限り、通常、人は簡単にうつになることはない（生活や環境の原因がなく発症する内因性うつ病もある）。「良好な生活や環境」なら元気で笑顔で過ごせても、それが崩れれば、元気や笑顔はどこかにいってしまう。すなわち、うつになってもおかしくないのである。認知症の人にとって、「良好な生活や環境」で最も重要なのは、なんといっても周囲の人とのかかわりであろう。

　認知症は「孤独になる病」と言われる。自分の物忘れを感じて自分がなくなっていくと苦しむ人もいるが、それより圧倒的に多くの人に苦しみを与えるのは、孤独と寄る辺なさであろう。アルツハイマー型認知症では記憶や遂行機能は障害されるが、感情や対人配慮の気持ちなどは、（よほど進行して重症になるまでは）正常である。孤独感や不安が持続すれば感情は乱れ傷ついて、うつ状態になる可能性が高い。周囲の人との関係によって生じるうつ状態である。

　認知症になると、本人がそれまでと違う認知能力の変化に自ら気づき、不安になる。そこへ、物忘れやうまくできないことを家族ら他人から「昨日言っただろう」「どうしたの？」などと指摘されるようになり、大きく動揺する。「また失敗するのでは」「自分はどうしてしまったのか」と不安も増大する。これまでしていたことに自信がもてず、人の輪の中に出て行きたくなくなり、していた趣味をするにも気後れしてしまう。それをまた家族に指摘され、注意される。取り繕ったり、理由をつけたりして反論するが、家族には言い訳や言い逃れと受け取られてしまう。間違いや変化を指摘され注意されることが続くと、次第に家族に反発心さえ湧いてくる。なぜそういう言い方をされなければならないのか。どうして私のことをないがしろにするのか。そんな思いが去来する中、本人はなんとか自尊心や自信を保とうと必死になっている。

　周囲の家族は変化した本人の心情を理解することができないことが多い。病院やメモリークリニックを受診して、認知症の診断がつくことで、「治らない病気」だと本当に理解できれば、本来家族は、本人の心情を理解していたわりの気持ちで接し、良好な関係をもてるはずであるが、そうならない場

合も多い。「ぼけて何もわかっていない」「何も感じてない」と思い込んでしまう家族もいる。

　本人はいたたまれず、身をすくめて過ごすことになる。趣味や日課をしなくなり、家に引きこもりがちになり、無気力に見え、食欲も低下する。うつといえる状態である。息が苦しいとか手足がしびれるなど、うつと不安による心因性の身体症状が生じることもある。家庭内でも、地域社会でも役割と居場所を失い、自尊心や自己肯定感（自分が認められているという思い）は大きく揺らぐ。家族との葛藤が目立つようになると、何の役にも立てないという気持ちから「死んだほうがまし」という言葉が出ることもある。

　周囲の理解不足と本人を傷つける対応という環境によって生じたうつである。これを改善するのは、実は簡単である。周囲が本人への批判をやめ、「いまのままでいい」「忘れてもできなくてもいい」と認めて援助の態勢をとり、本人に対人交流の場や何らかの役割をもたせればよい。精神科診療においても、大事なのは本人を認める精神療法（対話）である。

　アルツハイマー型認知症の人は一般の高齢者よりうつになりやすい、という研究は、このような認知症の人の心情をまったく考えに入れずになされている。アルツハイマー型認知症の人がうつになりやすいのではなく、かかわる人たちが本人の心情を理解できないために、本人を追い込んでうつにしてしまっているのである。アルツハイマー型認知症になったのは、年齢を重ねたことによって生じただけのことであり、本人が負うべき責は何もない。誰もが、年齢を重ねるほどに認知症になる可能性が十分あるのである。うつの人を増やさないためにも、認知症の人の心情を理解することは、超高齢社会に生きる人々の責任であろう。

　うつに陥ったが、改善した例を紹介する。

〔事例３〕夫からミスを叱責され続ける
　70代前半、女性、アルツハイマー型認知症軽度（初診時 HDS-R は24点）。
　物忘れを主訴に夫に伴われて受診された。夫は会社員として40年勤務後に定年退職。二子は結婚し別に世帯をもっている。女性は専業主婦で、夫は家

事をしたことがない。

　既往歴に特記すべき疾患なし。

　診察時、活気なくうつむき、会話が進まない。

　——調子はいかがですか？

　特に。

　——調子があまりよくないように見えます。

　まあ変わりません。

　——普段はお元気で生活されていますか？

　まあ元気で。

　——家のことをやっておられる？

　まあ、普通に……。

　——何か楽しみはありますか？

　楽しいことは何もないです。

　——普段いろいろ気にして生活を？

　気になるのはあまり食べたくないこと。

　——夜はぐっすり休めます？

　あまり眠ってない。

　——心配されていることがありますか？

　そうでもないです。

　——ご主人にお話を聞いてもいいですか？

　あ、はい。

　（夫に話を聞く）

　——どんなご様子ですか？

　言ったことをすぐ忘れる。同じことを何度も言うし、料理も雑になった。
家のことをきちんとやれと言ってもやらない。

　夫は憮然とした態度で語る。本人はうつむいたままだった。

　私は「ご本人も一所懸命やろうとされているのでは。うまくできなくて悩

んでおられる」と話すと、夫は「悩んでなんていませんよ。何もわかってないんです。すぐ忘れるんだから」と言う。

私は「そういう言い方はやめてください」とやや強い調子で注意した。

すると女性は「いつもこう。私は責められてばかり。毎日つらい」と泣き出した。

女性は HDS-R24点の軽度障害レベル。頭部 CT ではごく軽度の萎縮のみで、血液検査に異常はなかった。

女性を外し、私は夫にアルツハイマー型認知症という誰でもがかかりうる「治らない障害」について説明し、自信をなくしこころが乱れやすい病気であるうえに、夫の態度によって無力感と不安が高まっていること、指摘や叱責をせず助け支える姿勢で家事も協力してほしいと要望した。

夫は「話はわかったが、できるかどうかわからない」と答えた。納得できない様子であった。介護保険申請してもらい、ヘルパー導入と、できれば軽症利用者の多いデイサービスの活用を勧めた。

次回受診以降も、夫の態度は基本的に変わっていない様子だった。本人は「いつも叱られてつらい」と同様に訴え、夫に対して「この人は私のことをわかってくれない」と泣きながら訴えた。

２週間ごとの受診のたびに、夫には同じ話を繰り返し、現状を受け入れ、本人の努力を認めて助けてあげてほしいと話した。夫も徐々に態度が変わり、診察の場で「すぐ忘れる、家事もできない」という一方的な言い方はしなくなっていった。

２ヵ月経つと、本人も「夫が少し優しくなった」と言い、明るさがみられ泣くことはなくなった。うつ状態は解消していた。

事例３のまとめ

物忘れや家事のミスを夫から指摘され叱責されて、うつ状態になっていた事例である。夫は「ぼけて何もわかってない」と誤った決めつけをし、それを直接本人に言って叱る態度をとっていた。夫が本人の心情と努力を理解する方向に向かったことで、うつ状態は改善した。アルツハイマー型認知症に

よってうつになったのではなく、夫の対応が理不尽で不適切だったのである。

　本事例は、家族が認知機能の低下について、露骨に本人の失敗を叱りつけていた例であるが、これほどでなくても、この夫と基本的に同様の接し方をついついしてしまう家族は多い。その際しばしばみられるのは、「本人は何もわかって（感じて）いない」という思い込みだ。忘れることや注意されることに、本人がとてもつらい思いをしているという想像力や共感がないのである。その結果、本人は傷ついてうつ状態になってしまう。時にはイライラから荒っぽい言葉が出たり、外へ出て行ったりする言動がみられることもある。それもまた認知症のせいではなく、周囲の好ましくない対応のせいなのである。

〔事例4〕独居生活をこなせない困難さ

70代後半、女性、アルツハイマー型認知症中等度（初診時 HDS-R13点）。

　結婚後に、夫とともに小売業を自営。10年前に夫が病死し、閉店した。独居で、近くに息子一家が住んでいる。既往に骨粗鬆症があり、内服している。

　7年前から物忘れに気づかれていた。電気の消し忘れ、鍵や財布が見つからず騒ぐということが徐々に目立っていた。できていた料理も、味噌汁だけしか作らなくなった。1年前から好きなカラオケに行かなくなり、「めまいがする」「歩けない」「膝が痛い」と頻繁に訴え、病院通いが頻回になった。不眠も訴え、かかりつけの内科から睡眠薬を処方された。

　日中、嫁の職場に「具合が悪い」と電話をすることが多くなり、嫁が夕方家に行くと、「寂しかった」「こんな年寄りを一人にしてひどい」と泣いて嫁を責めるようになった。このため、かかりつけ医に相談し、うつ状態と考えられてパロキセチンが処方されたが、改善はなかった。

　夕方になると「家に帰りたい」と訴えるようになった。「家」とは実体がなくなっている生家のことを言っているようだった。食事の準備もおろそかで、入浴もまばらになっていた。できていた排泄も間に合わず失敗することがあり、尿失禁もみられた。息子や嫁は、説得したり注意したりして対応していたが改善せず、「母の言動に振り回されて、介護が大変」とのことで、

52

嫁が本人を連れて初診した。最近は歩行も不安定のため車椅子での受診であった。

　本人は活気なく、暗い表情だった。

　——お元気に暮らしてますか？

　はい元気です。

　——調子が悪くて困るところは？

　具合の悪いところはないです。

　——めまいがあるとか？

　どきどきあるくらいで。

　——昼間はどんなふうに過ごしていますか？

　普通に。

　——何か好きなことをしたりされている？

　好きなことといっても……。

　——昔はいろいろやっていましたか？

　カラオケとか行っていたけど、いまは一緒に行く人もいないので。

　——それだと、退屈ですね。

　退屈というわけでもないけど。

　——テレビを見たり？

　テレビはつまらないのであまり見ません。

　——横になっていることが多いんでしょうか？

　けっこうそうですね、することもないので。

　——それじゃ元気が出ませんね。

　そうですね。

　——昼間することもなくて一人で寂しいですね。

　寂しいのはあります。でも息子たちは勤めだから仕方ない。こういう時、旦那が生きていれば……。

　——ご主人が亡くなられてもう長いんですよね。

　３年前くらいに逝きました（実際は10年前）。

検査には熱心に応じ HDS-R は13点。頭部 CT では、両側側脳室下角が中等度開大し、左に強い。血管病変は、側脳室周囲の低吸収域が軽度みられる程度であった。

　アルツハイマー型認知症中等度で、家事能力も低下し、独居は困難だと思われた。家族に対し、援助なしに独居生活は困難であること、生活能力低下から強い孤独感を抱いていること、生活を乗り切ろうと苦悩していることを伝えた。さらに、物忘れや「わがまま」のようにみえる言動に対して説得や叱責をしてさせようとしても無益で、現状と本人の苦痛を受け入れて、家族が援助する姿勢が大切だと説いた。

　そのうえで、介護保険によるヘルパーとデイサービスの導入、一緒にいる時間を増やし、家事援助をぜひ行うよう指導した。

　嫁は「そんなにひどい認知症とは思わなかった」と驚き、「生活を助けるようにしたい」とよく理解された。嫁が努力してかかわりと家事援助を増やした結果、1ヵ月後には快活になり、めまいや膝関節痛の訴えも大幅に軽減。受診に同伴した息子は「元気になった。前とは全然違う」という。息子によると、物忘れは変わらないが、不安や身体症状の訴えがなくなり歩行も安定、失禁がなくなり排泄が自立した。夕方の「帰りたい」の訴えも聞かれなくなった。

　その後、デイサービスにも通所。3ヵ月後の受診では「食事は嫁が作ってくれるようになったし、デイサービスではみんなに好かれて楽しい」と表情が明るかった。再施行した HDS-R は20点まで向上していた（その後、それ以上の改善はなかった）。

　事例4のまとめ

　「寂しい」と訴え、嫁の職場に電話をかけてくることが頻回で、泣くことも多く、うつといってよい状態を呈していた。家族もその「困った状態」に対し、説得や叱責によって本人の能力以上の努力と自立を求めようとして、さらに本人を追い詰めていた。症状だけをみて DSM の操作的基準に当てはめれば、大うつ病性障害に当てはまる可能性が高い。しかし実際は、アルツ

ハイマー型認知症によって生じたうつでもなく、またいわゆるうつ病（内因性うつ病）でもない。なぜうつ状態になったのか、原因を探して対処することこそ必要であった。原因は、アルツハイマー型認知症による認知能力の低下から日々の生活がうまくいかずに困惑していたところに、家族から叱咤激励され、対人交流も少ないために孤独感と不安感が増幅したことにあると考えられた。環境反応性の抑うつとそれによる身体症状であった。

　認知症が始まり、本人が困惑して生活に窮している状況は、一般に多くみられる。その際、家族や介護者から記憶間違いや小さいミスを指摘され注意されることで、不安と戸惑いが増大することが常である。その心情に周囲が気づかないと、家族にとってはできないことが増えて訴えの多い「困った存在」、かかりつけ医には不安と焦燥で身体症状の目立つ「うつ状態」に見えてしまう。症状を癒すためには、生活の負担と孤独感を和らげてくれる家族の援助とかかわり、張り合いを見つけられる居場所（役割）こそ重要であった。

　この例では、認知症の進行で本人が生活に困っていることを家族が理解し、援助の行動を起こしたこと、デイサービスを導入して居場所をつくったことで、すみやかに「うつ状態」は改善した。もちろん、抗うつ薬は無効で不要であった。

3．本人との対話の大切さ

　無気力や無関心、抑うつに陥らせないために周囲が考えるべき基本的な姿勢は、本人の自尊心を傷つけないことである。「自尊心を傷つけない」とは言葉で言うのは易しいが、普段の生活のなかでは、対応する周囲が想像力をしっかりと働かせないと、気づかぬうちに本人の自尊心を傷つけてしまうことがいくらでも起きる。別の言い方をすれば、生き生きと生活することに欠かせない「自己肯定感」を失っていくことにつながるのである。年代を問わず、どんな人もそれなりの自己肯定感をもって生きている。自分はこのままでよい、いまのまま生活していれば大丈夫、と思えるのが自己肯定感である。

もちろん、自分にはここが足りない、いつも周囲から何かを言われて気落ちする、という反省や悔い、時には反発もあるだろう。しかし、それは生活の一部分である。それが生活のほとんどすべてになったら、とても前向きに生きていけない。いつも下を向き、暗い気持ちで、何をするにもおどおどしていなければならなくなる。自尊心を傷つけられ、自己肯定感がなくなるとはそういうことである。認知症の人は、その状態に陥ってしまいやすいのだ。

周囲は、本人の記憶力がはっきりしなくなって「ぼけたのでは」と感じ始めた時から、記憶違いやミスや失敗ばかりを敏感に気にしてしまい、そのたびにあげつらって指摘することが多くなる。それまで当然のようにしていた「普通の会話」「あいさつや世間話」がどんどんなくなってしまい、「どうしたの」「何してるの」「しっかりして」が会話の中心になってしまうのである。周囲の人たちの変化は、本人の気持ち＝自尊心をひどく傷つける。

「どうしてそんなきつい言い方をするのか」「これまでのように普通に話してくれればいいのに」「急に私を責めるようなことばかり言うようになった」本人はそう感じても、反論する機会はない。同時に、自分の物忘れが周囲の負担になり、迷惑になっていることを薄々感じながらも、反発心が上回って、かたくなになりがちになる。「何を言っても、きつい言葉が返ってくる」と感じて、自分から周囲に話すことも少なくなってしまう。

本人に向き合い目を見て話す

診療場面でも同様だ。認知症の人の話を向き合って聞こうとする医師は少ないのが実情である。あいさつと声掛けはしても、そのあとはパソコン画面ばかりを見ていたり、二、三言、本人と言葉を交わしただけで同行した家族のほうを向いて家族の話ばかりを聞いていたり、本人と話はしているが一瞬目を合わせただけでそっぽを向いて聞いていたり、がしばしば目にする診療態度である。自分を頼って訪問してきた初対面の人に対して、なんとも失礼極まりない態度というべきだ。若くしっかりした人の話に対しても同様の態度しかとれない医師は論外であるが、若い人にはじっくり向き合って耳を傾けられる医師までがしばしば、認知症の高齢者というだけで相手を軽んじる

態度をとってしまうことが大きな問題である。高齢者に対する誤った見方や考え（いわば偏見）がある、あるいは、高齢者と認知症の人の実情や心情を理解していない、と言われても仕方ない。

　受診する認知症の人のほとんどは、自分から進んで病院に来たわけではない。自分では体調に悪いところはなく、病院になど行きたくもないのに、家族や介護関係者に連れられて、しぶしぶ来ている人たちだ。少しくらい物忘れしたからといって、自分をボケ扱いして小言を言ったり困った顔ばかりしたりしている、という不満もたいていの人がもっている。病院に行ったら、医師にも悪いことばかり言われて、いやな思いをするのではないか、という不安な気持ちも大きい。しぶしぶ訪れたうえに、何をされるか、何を言われるかと、びくびくしているのである。そういう認知症の人の不安な気持ちを想像して医師は対応しなくてはいけないのに、診察室に入っても、医師がまともに向き合わず、話も聞かずでは、認知症の人の不安と不満はますますふくらむばかりである。医師から何を質問されても、真剣に答えようという気持ちが失せて当然である。適当な答えに終始してしまうことになる。結果、その認知症診療はおざなりなものになってしまい、認知症の人にとっての実りはほとんどないものになる。無気力やうつの状態は、さらに進んでしまう。

本人からまず話を聞くこと

　認知症の人を診る医師（対話をしようとする介護者もまた）がとるべき姿勢は、認知症の本人からの話をまず第一に聞き、家族から話を聞くのは二番目にすること、認知症の人に対して、体の正面を相手に向けて向き合い、目をよく見て語り掛け、話を聞こうとすること、である。これは、精神科診療では「精神療法」と呼ばれ治療の一環であるが、別に精神科医しかできないわけではない。どの診療科の医師にもできるし、介護者家族にもできる。基本的姿勢は、相手を何よりも尊重し、相手の心情を傷つけないことであるのは、言うまでもない。

　初診時なら「今日は（時間をかけて、遠くから）よく来てくれましたね」から会話を始め、「あなたのことを聞かせてほしい」という態度と声掛けをす

ることである。そうすれば、認知症の人も「少しはまともに話をしていいか
な」と思ってくれることだろう。5分でも10分でも、そうやって向き合って
話をすれば、認知症の人は「この医者は、私の話を馬鹿にせず聞いてくれる
人だ」「この医者になら、本音を話してもいいかもしれない」と思ってくれる。

　どういう思いで今日来たのか、生活で困っていることはあるか、体調でお
かしなところはないか、から始まり、「忘れっぽいと感じることはあります
か」という質問もする。当然だが、家族の情報を前提にして、「物忘れがひ
どいそうですね」とか「ご家族があなたの物忘れに困っていますよ」などと
いう言い方は決してしてはいけない。本人を反発させたり傷つけたりする結
果になるからである。

　続いて、診療の重要なテーマである生活のことを聞きたい。普段どんなふ
うに生活をしているのか、今日は何をしていたか、午後はどうやって過ごす
のか、日々の楽しみはどんなことか、生活で不満に思っていることはないか、
を聞く。生活が少しでも楽しく生き生きとしたものになることが、認知症診
療の第一の目標なのである。生活には常に焦点を当てていたい。その後は、
生活史を尋ねる。生まれ、学歴、仕事、結婚、出産、子育てのほか、これま
でしてきた好きなことや趣味、得意なこと。最近楽しみにしていることもぜ
ひ聞いておきたい。これを聞くことで、認知機能のおおまかな程度も把握す
ることができる（認知症が進んだ人であれば、生活史の質問に答えられないか間
違った内容を答えることもあり、その内容が正しいかどうか家族に確認すること
も必要になる）。

　こういう場面で、認知症のうちアルツハイマー型認知症の人は、取り繕い
をすることが多い。正確にわからないこと、覚えていないことに、「最近考
えたことないから」などと言い訳をしたり、的確ではないがそれに近い答え
をしたりすることがある。これは、「忘れていることに気づかれて、ここで
恥をかきたくない」という気持ちからの、自分のこころを守る工夫、窮余の
策である。誰だって、人前で恥をかいて傷つきたくはない。裏返せば、認知
症の人が普段いかに恥をかかされ、つらい思いをしているかということであ
る。取り繕いに気づいても、決して追及などせず話を続ければよい。そばで

家族が「忘れたのを認めないで、また姑息な言い訳をして」と渋い顔をしても、口を挟むのは控えてもらう。

このようにして10分、15分と話を聞いてくると、最後にもう一度、「最近の生活で困っていることや不満に思っていることはありますか？」と聞くと、はじめの頃の質問で「困ることは何もありません」と答えていた人が、「そんなこといっぱいありますよ」と目を輝かせたりする。尋ねると、「夫がろくに話をしてくれない。無視してばかりだ」「娘はいつも怒ったように話す。普段通り普通に話せばいいのに」「私をボケにしたいようで、いつも叱られる」といった正直な気持ちを話してくれる人も少なくない。認知症の人は、どこにもそのような本音を話す場がない。聞いてくれる人もめったにいない。周囲の家族や介護者が、いくらでも誰かに愚痴をこぼせるのと大きな違いである。よい診療は、認知症の人にとって貴重な本音を語れる場になる。「きちんと話を聞いてもらえた」という思いは、「私を人としてまともに認めてくれた」という心情につながる。日々ないがしろにされたと感じ、自信をなくしていた状態から、「私はこのままで大丈夫なのだ」という自己肯定感の回復にもつながるのである。

本人との話が一段落し、次に家族から聞こうとする時には、必ず「ご家族からお話を聞いていいですか？」と了解を求めることを忘れてはいけない。あくまで認知症の本人を最優先した診療だというメッセージをわかってもらうためである。

本人との対話の大切さを示す具体例を見てみたい。

〔事例5〕「こんなに話ができるとは」

70代後半、女性、アルツハイマー型認知症軽度（HDS-R17点）。

同居の長女とケアマネジャーが同伴して、外来に初診された。

長女は、あらかじめ書いてもらった「問診票」にこう書いていた。

「物忘れや日常的にできないことが増えた。それをいくら言っても認めない。料理も一応しているが、質が落ちて味もおかしいし、同じようなものしか作らない。介護保険でショートステイに行かせたが、拒否して途中で帰っ

てきてしまう。薬でなんとかよくするようにできますか。それができなければ、とても同居は無理なので入院させてほしい」

　さらに看護師が経過を聴取すると、7ヵ月前から物忘れが目立ち始めたのに長女が気づき、大学病院の物忘れ外来を初診し、アルツハイマー型認知症の診断を受けた。介護保険を導入し、週3日のデイサービスを開始した。料理がだんだん雑になってきたことの心配、大学病院の医師は話を聞いてくれないという不満から、入院を含めて治療を希望して、受診した。

　既往歴は、高血圧（内服中）と変形性股関節症であった。

　まず、本人と面談した。長女、ケアマネジャーが同席。

　──どういうお気持ちで来られましたか？

　何か検査するのかと思って。

　──どこか調子の悪いところがありますか？

　太ってるのが気になるくらいで、どこも悪くないですが。

　──ここは物忘れを気にする方がよく来られるのですが、忘れっぽいようなことがありますか？

　それはありますよ、多少は。

　──忘れて困ったことになったようなことは？

　自分のことは自分でしているし、娘が助けてくれるので困ることはありません。生活は娘と二世帯住宅なので。

　──普段は毎日どういう生活ですか？

　これといって特に。炊事したり、テレビ見たりです。時々買い物も行きます。

　──昔のことを聞いていいですか？

　はい。

　──お生まれは？

　栃木です。

　──学校はどちらまで？

　地元の学校で高校までです。

——その後、お仕事とかされましたか？

実家が電気工事業で手伝いをしていました。

——そしてご結婚。

ええ。

——おいくつの時？

22歳くらいで。それで東京に来ました。

——お子さんは何人？

2人です。長女と長男。

——ずっと家で専業主婦をされていましたか？

ずっと専業主婦です。

——ご主人は？

10年ほど前に病気で亡くなりました。

——お寂しかったでしょう？

最初は少しだけ。その後は娘も一緒だし、そういうことはありません。

——好きな趣味とか特技は何かありますか？

昔から手芸が好きなんです。最近はあまりしなくなりました。

——またできるといいですね。

そうですね。でも目も悪くなってできないですね。

——デイサービスというみんなの集まりに行ってますか？

はい、行ってます。週に3回かな。

——面白く過ごせますか？

それなりに楽しいですよ。話し相手もできて。

——退屈したり、いやな思いをしたりはないですか？

そんなことはありません。

——娘さんは物忘れを気にされているようですが、どうですか？

忘れたら、娘にいろいろ言われるんです。娘の言いたいこともわかるけど、私も言うほうだから、あまり言われると言い返します。もめることもあります。娘に悪いと思ってます。

——デイサービスのほかに、短期のお泊まりもされましたね？

どうしてそういうところへ行かないといけないのか、わからない。娘があまり言うからこの前行ったけど、いやでした。

——娘さんからお話を聞いていいですか？

はい、どうぞ。何でも聞いてください。

長女から話を聞く（本人も陪席）。

長女は「物忘れはもともとありました。ある時、毎日飲んでいるはずの高血圧の薬を全然飲めていないことがわかって、これは本格的に認知症だと思って大学病院に行きました。もともと母は我が強いので、これまでも衝突はありました。でも、病院に行ってからのこの半年は、私が物忘れを指摘して注意すると、言い合いになりました。私もなるべく本人の気持ちを考えて、指摘したりしないように寄り添いたいと思ってやっています。ショートステイは、私の仕事の都合でどうしても行ってほしくて、泣いて頼んだので、よく覚えているんでしょう。でもとてもいやだったのですね」と話し、その後、本人は頭部CT検査で席を外した。

長女は「穏やかになる薬でなんとかしてもらうか、入院させるかしてほしいと思っていましたが、先生と話すのを見て驚きました。昔のことも全部正確だったし、こんなに人と話せるとは思いませんでした。先生と話す姿を見たら、母はこんなに優しかったのかと。これまでより優しくなったように感じました。このまま家でやってみたいと思います」と話した。

事例5のまとめ

医師が向き合って話を聞いた結果、本人はその対話を通じて気持ちを整理し、娘に対する反発の感情を距離をもって冷静に考えることができたのであろう。「私も言うほうだから」「（娘に）悪いと思っている」との素直な思いは、その結果現れた。このような他人との対話は、本人にとって何年ぶりかのことであっただろうし、7ヵ月前に認知症と診断されてからはもちろん初めてだったに違いない。その結果、自分の普段の態度や性格への振り返り、感謝のこもった娘への謝罪の言葉も表出することができた。おそらくは、本人に

とっても思いがけず出たのかもしれない。このような対話は、日常生活では
ほとんど期待できない。本人がいくら「家族に世話になってありがたい」「注
意されると怒ってしまってすまない」と思っていても、それを言葉にできる
場も相手もいないのである。結局、その気持ちは伝わらず、本人は何も感じ
ていないと周囲から受け取られたままになってしまう。

　一方娘も、医師との対話から、本人の認知能力と会話能力、対人コミュニ
ケーションの力、感情的豊かさなどを感じ取り、これまで低くみていた本人
への評価を見直すことになった。また、初めて聞く「娘に悪いと思う」とい
う本人の言葉が、普段は伝わらない正直な感情吐露として大きく胸に響いた
のだと思われる。それが、入院希望を撤回することにつながったのであろう。

　診療における本人との対話の重要さ、家族や介護者と本人の対話の大切さ
を強く示す事例である。同時に、認知症の人との間に「普通の会話」がいか
に減ってしまうか、その結果、本人の能力や心情を正しく知ることがいかに
難しくなるか、を示していると思われる。

〔参考文献〕
　1）Shimabukuro J, Awata S, Matsuoka H.: Behavioral and psychological symptoms of dementia characteristic of mild Alzheimer patients. *Psychiatry Clin Neurosci* 59(3): 274-279, 2005.
　2）Kabeshita Y, Adachi H, Matsushita M et al.: Sleep disturbances are key symptoms of very early stage Alzheimer disease with behavioral and psychological symptoms: a Japan multi-center cross-sectional study（J-BIRD）. *Int J Geriatr Psychiatry* 32(2): 222-230, 2017.
　3）上田諭『高齢者うつを治す—「身体性」の病に薬は不可欠』日本評論社、2021年
　4）水上勝義「アルツハイマー病とうつ状態」『精神神経学雑誌』115巻11号、1122-1126頁、2013年

第3章

不安の背景に迫る
——認知症によって不安は変わるのか

水野　裕

はじめに

　認知症の経過中に、不安に起因していると思われる言動を目にすることは多い。具体的には、同居している家族や配偶者の姿が見えないと探し回る行動や、「外から何かが入り込んでくる」などの言動となって現れる。しかし、健常とされている一般高齢者や私たちも、家族の姿が見えないと、どうしたのかなと思って探したり、「人から覗かれないようにカーテンを閉めておく」など防御的な行動をしたりしている人は多いだろう。このような、通常の範囲と理解されている不安やそれに伴う行動と、認知症と診断される程度の人のそれらとは、正常と異常、健康と病気のそれというように、明確に区別されることが可能な、質や次元がまったく異なるものなのだろうか。それとも、アルツハイマー型認知症が発症する30年も前から、徐々に異常蛋白が蓄積し、それとともに認知機能も低下し、明確な区別なしに認知症へと移行するように、不安やそれによる行動も、徐々に薄い色から濃い色に移り変わっていくように、連続性をもつものだろうか。

　本章では、BPSD（行動心理症状）としてよく言われるところの「物盗られ妄想」「嫉妬妄想」などのように、「泥棒が入ってきて、お金を盗っていった」「夫が、○○という女と浮気をしている」など明らかに事実と異なる妄想

のレベルには至っていない事例を取り上げている。認知症の人たちが呈する不安が、妄想の前段階か、否かという議論も必要だが、まずは、事例を通して、認知症の人たちの呈する不安について検討をするためである。

　もしも、健常者の不安とはまったく質が違うものであれば、今後、検討や分析を加えることによって、生物学的な診断だけではなく、不安のあり方の違いから、早期の診断に寄与することが可能になるかもしれない。逆に、後者のように私たちの不安と連続性をもったものであれば、「（私たちと別次元の）認知症の人が言うことだから」と、放置することなく、私たちも、ある種の環境に置かれれば、このような行動をとるかもしれない、と共感をもって彼らの不安を受け止め、精神療法としてのアプローチの糸口になるかもしれない。

　なお、事例１〜５以外にも、いくつかの例を挙げている。煩雑なので、一人ひとり診断名などは書いていない。アルツハイマー型認知症の例がほとんどであるが、中には軽度認知障害のものや診断困難な例も含まれている。すべての事例で逐一出版の承諾を得ていないため、年齢・性別など趣旨が変わらない程度に修正を加えてある。

1.「誰かが来る」という不安

(1) 事例

　80歳、軽度認知障害〜早期アルツハイマー型認知症と思われる女性。長男夫婦、孫が同じ敷地に住んでおり、本人は別棟で一人暮らし。

　X − 7 年、夫死亡後、物忘れが目立つようになった。ご飯を食べたことを忘れる、買い物に行き、帰り道を忘れる。5 分前のことを忘れ、近隣の人にも指摘されるなどを認めた。

　X 年10月、某総合病院神経内科を受診し、頭部 MRI（VSRAD）、脳血流検査を行った結果、アルツハイマー型認知症と言われたが、投薬はされなかった。改訂長谷川式簡易知能評価スケール（HDS-R）は19点だった。

　X 年11月30日、当院を紹介され、長男と初診した。自分で自転車に乗って

かかりつけの内科にも通院している。薬剤も自己管理できている。内容はランソプラゾール1錠／朝食後、エチゾラム0.5mg 1錠／就寝前。

初診時に実施したMMSE（ミニメンタルステート検査）では、ワーキングメモリー（7引き算）0/5、遅延再生（3単語の再生）1/3、場所の見当識2/5で、合計21点であった。

家族によると「鍵がない、鍵がない」といつも探しているという。本人は「夜10時頃、トントンする人がいて、見たけどわからない」などと不安を口にする。そのためか、長男によると、日中も鍵をかけているとのことである。本人は「男物の履物を2、3足置いておくといいといわれて、そうしてます」と不審者が入ってきた時に備えた対策をしている。早期のアルツハイマー型認知症が疑われ、同日よりドネペジル3mgを開始し、その後5mgに増量した。

コメント：何かを探す、誰かがくる

ごく早期のアルツハイマー型認知症か、軽度認知障害のレベルかと思われる女性である。実際に、夜間不審な人が玄関をノックしたのか、詳細は不明である。それがきっかけか明らかではないが、その前後から、人が入ってくるのでは、と不安が高まり、日中も鍵をかけるようになったという。「男物の靴を置いておく」というのは一般に知られる防犯対策で、それを近所の人に聞いてやっている、というのは通常の高齢女性の反応と同じである。このような不安は、アルツハイマー型認知症を発症したから起きたとは考えにくく、ある程度は老年期一般に共通する不安ではないかと思う。アルツハイマー型認知症などの認知症になっている・いないにかかわらず、漠然と「誰かが入ってくるのでは……」とか「見られている」などという訴えをする人は多い。以下に同様の事例を挙げる。

⑵　外部への漠然とした不安

・77歳、男性、妻と2人暮らし

妻：心配性になった。夜になると「鍵かけたか？　鍵かけたか？」と何度

も聞く。

・82歳、女性、一人暮らし

娘：戸を閉めて、厚いカーテンを引いてしまう。「外から見られる」という。

・85歳、女性、一人暮らし

娘：戸締まりの確認をして、昼間でも締めてしまう。音がすると「誰かいる」という。心配、不安が強い。

・78歳、女性、夫と2人暮らし

夫：怯えている。誰かが来ると思って、いつも怯えている。壁を叩いたりしている。「風呂もおちおち入っておれん」

コメント：何かが入ってくるという不安

　ここに挙げた4名は、中等度程度に進行したアルツハイマー型認知症の方たちである。最後の方は、妄想のレベルかもしれないが、他の3名は、ただ「鍵かけたか？」と確認をしたり、「外から見られるから」とカーテンを閉めたり、多少の物音に反応したりしているだけで、妄想や幻覚のレベルではない。しかし、日常生活を知る家族によると、認知症になってから、このような言動や不安が強くなったという。このような不安が強くなると、日中から分厚いカーテンを閉めたり、まだ明るいのに雨戸まで閉めてしまったりするなど、一見奇異に思われる行動も起きる。特に異常というほどではないが、健常と思われていた頃には目立たなかったものが、認知症と診断されて以降目立つということは、認知症の発症が「誰かが自分の安住の地に足を踏み入れたり、入り込もうと外から見つめていたりしているのではないか」という漠然とした不安の出現に何らかの影響を与えていると考えるのが自然ではないだろうか。また、以下にもあるが、このような不安のためか、事例1では入眠剤（エチゾラム）を服用している。

２．「音がする」という不安

⑴　事例

77歳、女性、アルツハイマー型認知症、一人暮らし。

もともと夫と仲が悪く、X － 2 年頃、離縁し、一人暮らしとなった。その後次男と同居していたが、彼女を置いて出て行ってしまったため（理由は不明）、再び一人暮らしとなった。X 年頃より、置いたものがどこかわからない、「今日は何曜日？」と何度も聞いたり、病院に行ったことを忘れて「次はいつ？」と何度も聞くようになったりした。家中の引き出しを開けて、物が散乱している状態となったため、X 年 7 月、長男同伴で、当院もの忘れ外来を受診した。MMSE では21点で、場所の見当識に関する下位項目は0/5、遅延再生では1/3であった。手指を指示通り動かしてもらう、失行失認の検査では、うまくできず、所見を認めた。しかし、日常的な調理は可能で、更衣、入浴、トイレ行為などに支障はない。他院で処方され、入眠剤（エチゾラム0.5mg）を寝る前に服用している。アルツハイマー型認知症である可能性が高いと 2 人に説明したところ、長男は「仲はよくないが、介護保険など市役所の手続きはします」と最低限の協力をするとのことであり、ドネペジルの投与を開始した。

11月、介護認定を受け、デイサービスを週 1 回利用することとなった。夜は長男が毎日食事を届け、「風呂を頼めるのがありがたい」と言っていた。

X ＋ 1 年 6 月、デイサービスを週 3 回に増やした。夕食のお弁当をもらって、風呂も入ってくる。本人にデイサービスについて聞くと、楽しいとのことであった。

9 月、家で転んで、右肩骨折を負った。なんとか一人で救急車を呼ぶことができ、長男にも電話をした。救急搬送され、治療を受けることができた。この時点の MMSE は19点で、時間、場所の見当識の下位項目はほぼ 0 点で、遅延再生は1/3であった。

10月、デイサービスは週 5 回利用し、合わせて宅配弁当も利用している。

薬は毎日、長男が行った時にセットしておくと自分で飲むことができる。

X＋2年8月、MMSEを実施したところ、物品呼称、文の復唱、口頭指示が何とかできる程度であり、14点と低下していたため、ドネペジルを10mgに増量した。

X＋3年3月、相変わらず、長男が毎晩行って洗濯物を持ち帰る生活を続けている。洗濯物は長男の妻が洗っている。

8月、暑い時は自分でクーラーを使っている。デイサービスに週5回行き、それに加えて宅配弁当を頼んでいる。

9月、足が悪くなったため、診察室に長男が手をつないで入ってくる。家では這って移動する。

11月、灯油のファンヒーターを利用している。寒かったら自分でボタンを押して、消すこともできる。トイレは這っていくが、自立している。

X＋4年1月、正月はショートステイを使った。更衣はできる。

4月、シルバーカーで外出することもある。デイサービスの迎えのスタッフが、タンスを見て着替えを出してくれる。

7月、MMSE13点。

8月、転んで腰椎圧迫骨折を負った。痛み止め（ロキソプロフェンナトリウム）を飲んでいる。

9月、腰痛がひどい時のみ、痛み止めを飲んでいる。

X＋5年2月、また腰椎圧迫骨折を負ったらしく、腰が痛い。しかし、何とか家でも這ってトイレに行っている。デイサービスには週6回行っている。

6月、夜中に起きると、朝と思ってしまう。

7月、デイサービスの準備は、迎えに来たスタッフがやってくれる。

X＋6年1月、夜起きて長男に電話をかけてくる。

6月、夜、長男に電話をかけてくる。「何か音がする」とのこと。

8月、夜、長男に「音がする」と電話をかけてくる。深夜0時頃が多い。

9月、朝早く電話がかかってくる。「何かが見つからない」と言ってかかってくる。朝まで待ってくれない。

11月、夜、「○○が来た」と電話がくる。目が覚めると電話をするようだ。

12月、夜起きて、「音がする」と長男に電話をかける。

コメント：身体不調と不安

　発症から約6年が経過し、MMSEで10点代前半と認知障害が重度化し、さらに2、3年経過した頃に訴えるようになった外界への不安を呈した事例である。この例も「泥棒が来る」「○○が持っていった」などの明らかな妄想、幻覚はない。ただ、漠然と「音がする」と心配を訴え、深夜でも何度も長男に電話をしている。なお、偶然かもしれないが、腰椎圧迫骨折を繰り返し、腰痛が持続するようになったあとに「誰かが来た」「音がする」という不安が強くなっている。後述する事例にも、「だるい」「足がしびれる」など種々の身体不調を伴っている人も多い。この女性のような明らかな外傷と関係していると思われる不安だけではなく、認知症の発症と自身が感じる身体不調やそれに伴う不安は何かしら関係があるような気がする。

(2)　音に敏感になる人たち

　この事例と同様に、物音に敏感になる人たちも多い。以下に続ける。
　・71歳、男性、妻・娘と同居
　妻：娘が「出かける」と言って外出しているのに、（忘れて）「いない、いない！」と心配して、迎えに出ようとする。ドアのカチャッという音だけでビクッとする。
　・80代、男性、娘家族と同居
　娘：ものを落としても、ビクッとする。
　・61歳、男性、妻と2人暮らし
　妻：すぐ窓を閉めてしまう。物音に敏感になった。窓の外で自動車のドアをバタン！　と閉めた音で、「なんだ！」と反応して心配する。

コメント：鈍感と過敏

　よく、認知症になると「ぽーっとしている」などと表現され、周囲の出来事にあまり反応しなくなると思われることが多い。実際、テレビを見ていて

も、うつらうつらしていたり、デイサービスでアクティビティをしていても、ついていけないのか寝てしまったりしている人もいる。しかし、ゲームやテレビの内容が理解できなくなって「ぼーっと過ごす」こともあるだろうが、自分を取り巻く環境への理解が低下するとともに、些細な物音などに過敏になることもあるのだろう。

3．何度も鍵を見に行く

(1) 事例

70歳、女性、長男と2人暮らし。

X－4年頃から、しまったものの場所を忘れるようになった。

X－1年頃、腰痛のため、それまで好きで行っていたグラウンドゴルフをやめ、家にいることが多くなった。

X年9月、本人の物忘れを心配した長男に連れられ、当院もの忘れ外来を受診した。調理、洗濯など家事全般は特に問題ないが、最近、料理が億劫になっているとのことであった。時々、近所の人と喫茶店へ行くこともあるという。

——今日の日付は？

10月（正解は9月12日）。

——血圧測定など何か検査をしましたか？

してません（診察の直前に、採血、血圧測定を実施している）。

MMSEは18点（遅延再生は0/3）で、記銘力障害、時間の失見当を認めた。臨床的にアルツハイマー型認知症と思われ、説明の上ドネペジル3mgを開始した（その後5mgに増量）。

X年11月、「Y病院へは行っていますか？」と尋ねると「行ってません」と答えるが、長男によると一人で通院できているとのこと。買い物、台所仕事は問題なくできている。

X＋1年1月、ドネペジルを7.5mgに増量した。

X＋1年9月、日中は一人でいる。近くのコンビニに行って買い物をしてくると言う。

X＋2年6月、暑い時はクーラーを使っている。リモコン操作は今のところ問題ない。

X＋3年8月、受診時、長男によると、自転車でいつも行くY病院に行こうとして、別の地区に行ってしまった。目的地は、家から北東に約5km行ったところだが、北西へ約5km行ってしまったらしい。そのため、デイサービスを利用することとなった。息子が、本人のミスなど、本人の目の前で医師に訴えても、本人は「すいませんねー」と言っているのみで、あまり話さない。この時点のMMSEは19点であり、約3年間経過しているが、ほぼ横ばいである。

X＋4年5月、長男によると、火の不始末があり、コンロはやめ、電子レンジのみとしている。スーパーに買い物に行くが、自転車に乗っていっても、乗っていったことを忘れて、歩いて帰ってくることが度々あったため、自転車もやめさせたという。しかし、昼食はあるもので作っている。

X＋4年7月、電車に乗って出かけようとして、10分ほど離れた別のW駅で保護された。

X＋4年9月、W駅に隣接しているデパートから帰る時、道がわからなくなった。

長男によると、この頃から寝る前に、玄関の鍵を5、6回見に行くようになった。「門が閉まっているか、気になるみたい。玄関の戸を開けて、門まで行ってまた戻ってくるが、結局、玄関の戸を閉め忘れるので、戸が開けっ放しになってしまう」と長男が嘆く。

X＋4年11月、寝る前に鍵を見に行く。孫について尋ねると、実際は高校生だが「まだ幼稚園」と答える。

コメント：道に迷う頃から始まった不安
「玄関の鍵を何度も見に行く」という一見当たり前の行動を示している事

例である。ただ、事例1の「なんとなく物騒で、鍵を閉める」という行動と一緒で、健常者にもみられる行動であろうが、この女性も認知症になってから、このような行動が目立つことから、この不安は認知症となんらかの関係があると思わざるを得ない。実際、この事例では、初診時から約4年、発症から7〜8年経過した頃になって出現したものである。この頃の日常生活能力は、近所のコンビニには行けるが、数km離れたかかりつけ病院（Y病院）には、自転車で行こうとすると方向を間違えて迷うなど、地誌的失見当を認め、自転車で出かけたにもかかわらず、自転車を置いて帰ってしまうなどの記憶障害を認めていた。しかし、昼食は電子レンジを使って自身で準備し、更衣、入浴なども自立しており、MMSEは19点前後であった。FAST（Functional Assessment Staging：アルツハイマー型認知症の進行度をはかる指標）3〜4で維持しているレベルである。不安に起因していると思われる行動は「玄関の鍵を何度も見に行く」という行動であるが、「泥棒が来る」「盗られる」などの妄想とみられる発言はない。「外から何か来るのではないか？」という、漠然とした不安にとどまっている。

4. 「ものがなくなる」「疲れやすい」

(1) 事例・経過1

初診時82歳、女性、軽度認知障害〜早期アルツハイマー型認知症。夫と2人暮らし。以前より腰痛がある。

会社員として15年間勤務し、その後は内職を約10年間していた。夫によると、柔和で、きちっとしている性格で、仕事をやめてからは婦人会の活動も時々していたとのことである。

X－6年前、夫と会話がかみ合わず、けんかになることがあった。

X－1年5月、地域包括支援センターの勧めで、「脳の健康教室」に参加するようになった。その少し前に、別の病院のもの忘れ外来を受診しており、頭部MRIなどの検査をして、詳細は不明だが、ドネペジルを処方されている。夫によると、その後、よく担当の医師が代わり、医師によっては「なん

でこの薬を飲んでるの？（飲む必要がない）」と言われ、中止したり、行くたびに担当医が代わったりし、「妻のことを本当に理解してくれているのか？」と心配になった。また、かかりつけ医に「（病気でもないのに）こんな薬を飲んだらいかん」とも言われ、さらに不安になったという。

　地域包括支援センターのメモによると、X − 1 年秋頃から、物忘れがひどくなったと自分でも気にするようになった。「置いておいたものがなくなった」「どうしよう」「探しものが見つからないと泣きそうになる」「とても疲れやすい」と言う。調理の途中で、「どうやって作ればいいわからない」と言い、投げ出す場面が増えてきたため、10月から夫がやっている。尿漏れはあるが、パッドを使用し、自分で交換している。銀行でのお金の出し入れは窓口でできる。長女は、この頃「最近のお母さんは、目つき、顔つきが昔と違う」と言っていた。

　X 年 1 月に、夫、長女とともに初診された。

　——ご自身ではどう思いますか？
　台所がスムーズに行かない。申し訳ないと思います。1 年前から、寝つけないし、トイレに起きて、また眠れません。

　この頃、睡眠剤（ゾピクロン7.5㎎）を半錠〜1 錠程度使用していた。
　腰痛のため、整形外科医院のリハビリに週 2 回通院している。詳細は不明だが、そこで骨粗鬆症の薬、睡眠剤（ゾピクロン7.5㎎）に加えて、すでにドネペジル 5 ㎎が投与されていた。日常生活動作としては、腰痛はあるが、入浴、トイレ、更衣などに支障はない。
　診察の前に、採血、身長、体重、血圧測定などを看護師が行っているが、「何か検査をしましたか？」と聞いても、あいまいな返事をするのみであった。しかし、「腕を見せてください」と言って、ブラウスをまくって採血後に貼られたテープについて聞くと、「あっ、やりました」と思い出したかのように言う。向かい合って、両手の指でいくつかの組み合わせ動作をすると、模倣することができる。また、口頭で指示をし、手指をその通り動かしても

らう検査では、特に所見はなく、手指失認、失行は明らかではなかった。臨床心理士が行った MMSE は30点満点であったが、頭部 MRI と脳血流検査では、アルツハイマー型認知症の早期から認めるとされるほぼ典型的な所見を認めていた。しかし、画像所見だけでは、数％程度に存在する偽陽性（正常であってもデータ上異常所見として示されてしまう検査上の限界）の可能性も十分あり、口頭での認知機能検査で、認知機能低下は明らかではなく、失行失認というアルツハイマー型認知症に特徴的な臨床所見も欠くなど、アルツハイマー型認知症と考えてよいか、迷うところであった。しかし、すでに他医療機関で、アルツハイマー型認知症治療薬が投与されていること、そのために臨床症状が改善した可能性もあること、画像検査でほぼ典型的なアルツハイマー型認知症を支持する所見が認められたことなどから、初診時診断としては「軽度認知障害〜早期アルツハイマー型認知症」と考えた。本人および家族には、検査の結果は微妙であり、アルツハイマー型認知症と言っていいかわからないレベルであることを説明した上で、副作用なく服用しているため、ドネペジルについては続行することとした。何もすることがない、と言うため、当院で行っているデイケアで軽作業をすることを本人に勧めたが、あっさり断った。

　X 年５月、受診時、本人が「体が疲れやすい、ビタミン剤が欲しい」と言うため、ビタミン B1、B2、B6、B12の配合剤（フルスルチアミンビタノイリン）50mg錠を２錠／朝夕食後処方した。

　コメント：診断前の不安と体調不良

　MMSE が30点満点であるから、通常なら「正常」として終了する可能性もある方である。実際、当院を受診する前に通院していたもの忘れ外来では、精査の結果、ドネペジルを処方されているが、「なんで飲んでいるの？」と飲む必要がないレベルと考えていた医師もいるなど、医師によって意見が分かれる微妙な段階であったことが想像される。今さらながら驚くのは、専門的知識を有した医師が最新の検査を行ったうえで、認知症かどうか微妙と思っていた時期にはすでに「置いておいたものがなくなった」「どうしよう」「探

しものが見つからないと泣きそうになる」と自分の置かれた状況に困り果て、調理も「どうやって作ればいいかわからない」と困惑していることである。この例を見ると、「正常か、認知症の入り口か、微妙なレベル」というような方でも、本人自身は非常に苦しんでいることがわかる。また、この方も眠れないと入眠剤を服用しており、さらに「疲れやすい」と訴えている。私は時にアルツハイマー型認知症の方で「頭が痛い」と訴える人に会う。検査をしても特に所見はないが、アルツハイマー型認知症治療薬の服用後、「頭の痛いのが減った」「雲がかかっていたのが晴れた」などと言う人がいることを考えると、認知機能の低下を感じる時、頭の痛みとして感じたり、「頭が重い」「体がだるい」などと身体的な不調として自覚したりする方もいるのではないかと思う。

(2) 事例・経過2

　同年7月、初診時より半年が経過したため、再度、MMSEを実施した。時間の見当識では、年を間違え4/5であった。他に主に集中力、注意力を反映するとされる「100から7を順に引いていく暗算」と、3つの単語を想起する遅延再生の下位項目で、それぞれ1つずつミスがあり、27点であった。半年前に比して3点低下があったが、通常、健常範囲としている人たちと類似している検査結果であり、悪化と言ってよいか判断に困る状況であった。しかし、「進行したと言えるレベルではない」という私に対し、長女は「進んだと思う。一つ前に言ったことを忘れる」と記憶力の低下を訴えていた。本人は、暗い表情で黙って聞いているのみであった。長女によると、何か失敗すると「死んだほうがいい」と言うことがあるとのことであった。長女が、デイサービスやデイケアに誘ってみるが、「行きたくない」と言う。予防事業と呼ばれるものはいろいろ試みたらしいが、本人に話しかけても、あまり語らず、「体がだるい」と言うのみであった。ビタミン剤は本人の希望で続行する。

　8月、長女曰く「デイサービスに見学に行きました。折り紙をやっていました。本人が行きたくないというので、断りました」。

10月、本人曰く「デイサービスの見学に行ったけど、前かがみで、ボーッとしている人ばかりだった。（家と）違うところに行くのがいや。お茶を飲みに行く人はいます」。

11月、長女によると、デイサービスと整形外科のマッサージにそれぞれ週1回ずつ行っているという。本人に「どうですか？」と聞くと、「デイサービスは、ずっと座っていて退屈」という。軽作業をしたり、自動車のマフラー部品をきれいにする作業をしたりしている病院のデイケアも見学したが、好きではないという。

X＋1年1月、デイサービスについて尋ねると「ずっと座って、お風呂入って、座ってくるだけ」とのこと。長女は「4回行ってやめました。器械（リハビリ）もいっぱいでやれなかった。計算も10分で終わって、やることがない。かえってストレスでやめさせました」と言う。

3月、デイケアについて尋ねると「しゃべるのは苦手」と話す。夫は「『盗られる、盗られる』『家を空けるのが心配』『バッグを盗られた』と言う。バッグを探したら中身は出てきた」とのこと。

4月、再び認知機能のチェックのためMMSEを実施した。25点とまだ健常と同レベルの範囲であったが、3単語の遅延再生の下位項目で0/3であった。長女は「記憶力が落ちた」と言う。本人は無言。

9月、夫は「何かしゃべってほしい。近所の人に対しても引っ込み思案で出たがらない」と言う。本人は「（近所の人としゃべって）変なことを言うと心配」とのこと。夫は「（失敗するのが心配なのか）話さなくなった」と言う。

10月、夫は整形外科医院のデイサービスにリハビリに行く。

12月、デイサービスは週1回半日行っている。「困ること、いやなことはないですか？」と質問すると「ありません」と答える。夫は「行きたくないと言う」と話し、長女は「週1回半日行かせるだけでも大変」と言う。診察が終了し、家族とともに退室したが、急に一人で戻ってきて、私にさっと近づき、「私って変ですか？」と聞く。

コメント：自分に対する不安と友人関係の崩壊

　初診時の MMSE が30点満点であったが、半年後に27点、１年後に25点と徐々に低下したことから、やはり早期のアルツハイマー型認知症だったと思われる事例である。しかし、最初に受診した病院の初診から２年経過してもMMSE が25点であるから、この時期でさえ「正常域です」と病気を否定される可能性すらあるだろう。当時、外来では、本人に話しかけてもあまり語らず、夫や医師に促されて少し話すのみであった。長女が主に本人の物忘れを訴え（責めるほどではない）、本人は毎回暗い顔をして聞いているのみであった。本人が語る時は「寝つけない」「体が疲れやすい」と睡眠剤やビタミン剤を希望する時と、「（人としゃべって）変なことを言うと心配」という不安を訴える時くらいであった。

　なんとか本人自身がこころを開き、夫も他の家族と話して何か対応のヒントを得てもらうことを目的に、当院で実施していた、「本人と家族の会」を紹介し、本人、夫、長女の３名で参加するようになった。その会では、本人同士たちが話し合う部屋と家族同士たちが話し合う部屋があり、私や看護師、臨床心理士は、お茶を準備したり、適宜それぞれの部屋を訪れ、話を聞いたり、制度利用のための情報提供をしたりするのみで、指示などをすることはほとんどない。私は、毎回、本人同士の部屋と家族の部屋を行き来しているが、私が知りうる範囲では、本人は、当事者同士の部屋では明るく話すが、通常の会話のみで「盗られる」という発言は一度もしたことはなかった。しかし、家族同士が話し合う部屋で夫が私や他の介護者たちに話すには、受診の数年前から、親しい友人に「私のカーディガンがない、知らないか？」などと相手を疑うような電話を何度もすることがあり、そのために親しい友人たちも離れていってしまったと困り果てていた。

　本事例は、専門医が最新の検査を用いても、早期のアルツハイマー型認知症として診断してよいか、悩ましい事例であったが、なんとその数年前から、盗られたという文言はないにしても、「私のカーディガンがない、知らないか？」などと、友人に電話を何度もしていたことから、何かしら、なくなるという不安を覚えていたことがわかる。その後、緩やかに進行し、MMSE

が25点（これでも通常は健忘の範囲だろうが）になった頃から、「バックを盗られた」などと訴えるようになっている。しかし、訴える相手は同居の夫に限られ、医師や看護スタッフ、心理士にもそのような言動はなく、当事者同士の会話でも一切聞かれていない。その後、私は病院を離れたため、いわゆる「物盗られ妄想」というレベルの症状にまで進展したかはわからない。ただ、認知機能が正常と思われていた頃から、「何かなくなる」という不安が始まっており、人と話している時に「変なことを言うと心配」と何かしら自分が今までの自分と違っているという漠然とした異常感をすでにもっていたこともわかる。先の事例でも指摘したが、この例でも「寝つけない」「体が疲れやすい」と睡眠剤やビタミン剤を希望することが多く、このような不安感、異常感を体の不調として感じているのかもしれない。またこの事例では、ごく初期に、友人に「私のカーディガンを知らないか」など何度も電話をしてしまったことから、人間関係が壊れ、親しい友人が離れてしまい、より孤独になってしまった。この事例を通して、私は、アルツハイマー型認知症などの認知症に起因しているかもしれない不安に基づく言動によって経験することになってしまった疎外感や悲哀を知ることとなった。

　この事例と同様に「なくなる」などと訴える人たちの事例と、本人なりに異常を感じた時の言葉を簡略に挙げる。

(3)　「なくなる」という不安

　・83歳、男性、妻と2人暮らし

　妻によると、「変な人が来る」と言う。「眼鏡がなくなった、戸締りせんといかん」と言って、自分で戸締りをしている。夏は（暑いので）妻が窓を開けると、本人が閉めて回る。

　・79歳、男性、妻と2人暮らし

　「鎌を盗まれる」と言って、鎌と備中鍬を持って歩いている。夏中、長袖・長ズボンだったのに、10月末の今日は半袖・半ズボンで帰ってきて恥ずかしい（妻）。猫をかわいがる。猫は外に行くのが心配で、部屋に閉じ込めている。「どこかに行くと困るから」という。

・85歳、女性、一人暮らし

別居の長女によると、前はよく「畑で盗られた」と言っていたが、今は関心がなくなってしまったのか、もう畑で盗られたとは言わなくなった。

コメント：物盗られ妄想の背景

これらの人たちは、「嫁が盗んだ」とか、特定の誰かを対象として「盗られる・盗られた」と言っているわけではない。「眼鏡がなくなった、戸締りせんといかん」というように、漠然と、他者が自分の生活圏に入り込む、という不安は事例1と同様だが、さらに「盗られる」と一歩踏み込んだ不安を示している。不思議なのは、猫を外に出さず閉じ込めている男性である。「どこかに行くと困るから」という言動からは、猫が自由気ままに出ていくことを心配しているように聞こえる。しかし、猫が自由に出かけても、帰ってこなくなるという心配をすることは、普通はありえないし、猫が外で「盗まれてしまう」という不安なのかもしれない。

最後の事例に接した時、私は「物盗られ妄想」の根源に気づかされた想いがした。私たちは「○○（嫁や友人など）が、私の▽▽を盗った」と責める姿を目にすると、どうすればその訴えが減るだろうかと思うが、この事例では、いつの間にか、訴えがなくなり、そのことを長女に聞いたところ「関心がなくなってしまったのか、もう言いません」と言った。その時、私は、何かが盗られたと言う人たちは、そのものに強い関心があることが前提にあるのだ、と知った。最初から畑仕事が嫌いな人は「鍬を盗られた」とは言わないだろうし、通帳やお金の管理を妻に任せきりで、その場所さえ知らない人は「通帳が盗られた」とは言わないのではないか。だから、この経験以降、「気がつくと通帳を見ている」などと指摘する家族がいると、「そのうち、通帳がなくなった」「盗られた」と言い出すのではないか、と曲がりなりにも、多少将来の行動を予見するようになった。

事例4では、「盗られる」という言動のほかに、専門医が認知症という診断をしてよいかどうか迷うような時期に、自身の異常を嘆いたり、苦しんでいたりしたことがわかった。このように、周囲が「自覚がない」「病識に欠け

る」などととらえている人たちが、どのように自身の状況を理解しているか
をうかがい知ることができる言葉をいくつか挙げる。

(4)　自分の変化に戸惑う人々

・80代、男性、一人暮らし、元写真屋

娘は「ダイエーの健康食品売り場で『ボケにいい薬ありますか？』と聞い
ていたらしいんです」と話した。診察室で本人が「先生、養老院って今でも
ありますか？」と私に聞く。

・80代、女性、一人暮らし

MMSEは13点と重度のレベル。娘が「ボケ予防の本を買ってきていたん
です。その本を、図書館の本と間違えていて、『返さないかん』と言ってい
ました。買ってきたことは覚えていないのに……」と言う。

・70代、女性、長男家族と同居

息子が「字を忘れるのがいやなのか、よく新聞の折り込みチラシの裏に、
漢字を書いているんです。自分（本人）の名前が多いです」と話す。

・80代、男性、妻と2人暮らし

「おまえに迷惑がかかるから、東京へ行って一人で暮らす」

・80代、男性、妻と2人暮らし

私が「怪我は？」と尋ねると「怪我はないです。頭がボケているだけで
す」と答える。MMSEは19点。

・85歳、女性、夫と2人暮らし

MMSEを実施したあとの診察で、「こんなにできないなんて」と涙して悲
しむ。「こんなに忘れて、こんなに字が出てこないなんて、びっくりしまし
た」。結果は15点。

・80代、男性、妻と2人暮らし

妻曰く「こんなにバカになった、殺してくれ、と言う」。

・84歳、女性、長女夫婦と同居

本人が「何かおかしくなっているみたいです」「脳がパンクしてしまった。
でも、みんなが守り（もり）をしてくれている、このババを」「わけがわから

ない」「なんかおかしなことをするみたいです」と話す。

コメント：哀しいほどの自覚

電子カルテに移行する前は、時々患者や家族などの声で気になったものをメモに走り書きをしていた。ある程度溜まるとタイプしてまとめるのだが、このように並べて読み返すと胸が痛くなる。「（自分ではわからないけれど）おかしなことをするみたいです」と悩む女性、何かしら自分のことで妻が苦労しているのだろうと察して「迷惑がかかるから、東京へ行って一人で暮らす」という男性など、どこが悪いか、何がおかしいかなどは自分ではわからないが、何か自分の存在が周囲の人、家族を困らせ、悩ませていることを察知するアンテナは生きており、相手のことを思いやっていることをうかがい知ることができる。

５．「お父さんがいない」「捨てられた」と夫を探す

⑴　事例・経過１

78歳、女性、アルツハイマー型認知症。夫、長男夫婦と同居。長年続く和菓子屋を家族で経営している。

Ｘ−５年、長男夫婦が実家に入る形で同居を開始した。１階に夫婦が住み、２階に長男夫婦が住んでいる。

Ｘ−２年頃から、30分前のことを忘れ、料理の味つけ、調合がわからなくなった。そのため、夫が料理をするようになった。本人も、自分が忘れっぽくなったことを苦にしている。この頃、夫が手に怪我をし、破傷風のため入院したことがあり、その間、精神的に不安定になり、「家に居たくない」と涙を流すことがあった。

Ｘ年８月、夫、長男とともに当院もの忘れ外来を受診した。初診医は、整理整頓ができない、調理ができないことなどの臨床症状から、早期のアルツハイマー型認知症と診断し、当院を紹介したかかりつけ医に情報提供書を書いて戻している。当院での投薬はなかった。

同年12月、再度かかりつけ医からの情報提供書を持って長男と受診した。初診時に担当した医師は退職していたため、私が担当となった。今まで自動車を運転していたが、最近、道を間違えてパニックになることがあったため、それ以降、運転を控えている。事故・違反などはない。長年、化粧品の訪問販売をしていたが、最近、計算ができなくなったり、訪問販売でものをなくしたりするようになったと言う。トイレ、風呂、更衣など日常生活動作に問題はないが、エアコンなどのリモコン操作ができなくなり、暑い日に秋冬ものの服を着ていることがある。

本人は「つらい、忘れるのが困る」「夫が大きな声で話すので、怒られている感じでつらい」と言う（患者は難聴）。

　　──今日のニュースは？
　　覚えられない、つらいです。
　　──年は？
　　さぁ、7年（昭和7年生まれ）。
　　──今日は何月何日ですか？
　　さぁ、12月（○）。
　　──左手の親指と薬指で輪を作って。
　　薬指ってわからない。

MMSE は16点で、すでに中等度の障害と思われた。3単語の遅延再生は0点で、場所を尋ねても、1階にいるのに「3階」と言う。短期の記銘力、場所・時間の見当識に関する下位項目は、ほぼ0点に近かったが、検査を行った臨床心理士によると「楽しい」と積極的に取り組んでいたという。

初診時サマリ：身なりはきちんとしている。物忘れがつらいという。失認、記憶障害、失見当は明らか。息子は今くらいでいてほしいと。夫が大声で怒鳴るというため、わかりやすいように、物を見せたりして、具体的に話してください、と伝える。「本人と家族の会」を勧めた。

X＋1年2月、買い物は夫の車で一緒に行く。掃除は本人がする。夫は

「台所仕事のことを『どうやったらいい？』と聞くので、自分がやったほうが早い」と話す。

　5月、「眠れない」と夫を起こす。

　6月、夫曰く「だるい、だるい、と言う」。

　7月、デイサービス（「スバル」（仮名））に週2回行っている。本人は「楽しいよ」と明るく話す。

　9月、「バカになった、すぐ忘れるから情けないです」（まだ、この頃、洗濯、掃除はできている。トイレ、風呂、更衣も自立。3単語の遅延再生は0点）

　10月、診察室に入るなり、「ぼけぼけで」と自ら言う。

　——足はどうですか？

　悪いのは脳みそです。

　——外には？

　外は行きません。迷子になるから。

　深夜0時に布団に入る。夫は早く寝てしまう。

　心配なことを尋ねると、夜中に音がして起きてしまうと話す。

　X＋2年1月、「正月はどうでしたか？」と聞くと「さぁ」との返事。

　4月、「自信がなくなりました。（家事を）全部やってもらうとバカになるから（しています）」と言う。

　MMSEは16→18→16点と推移し、ドネペジルをX＋2年7月から7.5mgとしている。

　8月、（ドネペジル7.5mgとなって）夜にガチャガチャやる、と夫が言うため、5mgに戻し、メマンチンを5mgから開始した。

　9月、ドネペジルを5mgに戻して、夜のゴソゴソは減ったが、メマンチン10mgで眠くなるという。

　10月、「足がだるい」というため、メマンチンを5mgに減量した。夫が「戸棚から写真を出したりするが、片づけない」と話す。

　11月、「寒くないですか？」と尋ねるが「大丈夫」とのこと。「ひざは？」

に対しては「大丈夫、頭が悪いだけ」と答える。夫からは「誰かが盗っていくと言う」とのこと。

コメント：こころと体のつらさ

　X−2年頃の発症とすると、4年が経過した頃であり、まだ自身の生活能力は保たれている時期である。事例4で、説明した「本人と家族の会」に、本人が夫とともに参加しており、当事者のグループで、長男（本人は名前で呼んでいた）夫婦に子どもがないことを嫁に言ったら怒られたので、それ以降は言わない、という話題を面白おかしく他のお年寄りや私たちに、毎回のように笑いながらしゃべっていた。

　この頃、事例1と2の人たちと同様、「夜中に音がする」などと不安を訴え、「誰かが盗っていく」との発言があったが、持続することはなかった。「迷子になるから、外には出ません」「悪いのは脳みそです」などと語り、自らの認知機能が低下していることを自覚するような発言を認めていた。メマンチン開始後、「足がだるい」と訴えたため、メマンチンの副作用と思い減量したが、この訴えはこれからも続くこととなった。

(2)　事例・経過2

　X＋3年3月、夫曰く「（寒いのに）薄いものを出して着る。ストーブが消せない」。本人は「足がだるい」と言う（この頃、ずっとこの訴え）。

　4月、足がだるい。朝鮮人参を飲んでいる。

　「かかりつけで糖尿病をチェックしてもらってください」と助言をした。

　6月、足がじんじんする。夫から「かかりつけの先生に言ったら、漢方が出た」とのこと。MMSEは14点。メマンチン10mg服用中だが、ふらつきはない。

　9月、夫が「夜中に私を起こすんです。しゃべる相手を求めているのか……」と言う。

　11月、夜は21時に寝るが、夜中に何かを探す。

この頃、外来患者の中に、失語症の初老期女性Ｖさんがおり、言葉が思うように出てこないだけで、理解力は保たれている方だった。そのため、認定調査の結果、要介護度の認定は受けられず、デイサービスに行けない状態であった。そのため、病院内の軽作業をする精神科デイケアに誘ったが、失語のため、会話のやりとりができず、参加をためらっていた。ところが、偶然、Ｖさんが本人の長年の訪問販売の顧客であることがわかり、本人がいろいろしゃべりかけると、Ｖさんはうれしそうにその話を聞いている様子が見られたため、二人一緒であれば参加可能ではないかと思い、Ｖさんと一緒に本人にデイケアに参加してもらえないかと夫、本人にお願いをした。

　Ｘ＋４年１月、長男から相談員に電話があり、週５回のデイサービスを減らして、デイケアに参加させたいとのことであった。古い付き合いのＶさんへの人助けと、社会の役に立てれば、ということであった。しかし、実際に参加すると、今まで「本人の会」での嫁に怒られた話を楽しそうに何度も繰り返し笑って話す姿とは打って変わり、まったく落ち着かず、長男を探し続け、じっと座ることができず、作業の指示もまったく入らない状態となった。今まで難なくできていた、服の着脱、名札のはずし方もわからない状態であった。そのため、１回限りで参加を取りやめ、再度デイサービスに行くこととなった。

　コメント：ある出来事をきっかけにした急激な悪化

　さらに１年ほど経過しても、足がだるい、じんじんすると足に関する訴えが持続している。また、この頃から、夜中に夫を起こすという行動を認めている。夫によると、夜起こして、しゃべる相手を求めているようだ、とのことであった。これらは、不眠だけでなく、漠然とした不安感のためかもしれない。この頃、MMSEは10点と重度化していた（物品呼称と口頭指示は可能）ため、ドネペジルからガランタミンに変更している。なお、この頃から、急速に会話が成立しなくなった印象がある（Ｘ－２年を発症とすると、約６年の経過である）。そのきっかけが、デイケアの体験利用だった気がしてならず、今でも後悔している。アルツハイマー型認知症などの脳の変性による認知症

は、徐々に進行するものであり、ある日を境に増悪することは、理論上はありえないが、この人の場合、Ｖさんのために協力を求め、デイケアに体験利用をした時の混乱ぶりは目を疑うものがあった。つい先週まで、本人たちが話し合う会で、長男夫婦に怒られた話で笑いを誘ったり、他の人の話に相槌を打ったり、楽しく時間を過ごしていたものが、精神的に落ち着かないだけではなく、服の着脱、名札のはずし方までわからなくなる、という信じられない増悪ぶりであった。そして、その後、「本人の会」に参加しても、以前のような姿に戻ることはなかった。何か、かろうじて支えられていたものが急に外れると元に戻すことができないような、「壊れた」ような印象がある。私はこの人を通して、アルツハイマー型認知症自体は緩やかに進行するとしても、何かのきっかけで、崖から落ちるように、数段階増悪し、違うステージに陥ってしまう危険もあることを学んだ。

(3) 事例・経過３

　Ｘ＋４年４月、ガランタミンを16mg／日に増量したところ、夜、ゴソゴソすると夫より報告があり、8mg／日に減量した。

　５月、ガランタミンを8mgに減量したら、夜、眠るようになった。

　７月、ガランタミン４mg錠を朝、夕食後に１錠ずつ、合計２錠服用していたが、夕食後薬を飲むと眠れなくなるらしく、朝食後薬のみの服用としている。これ以降何回か試すが、いずれも同じで、結局朝のみの投薬となった。

　９月、長男が「不安がっている。自分がおかしくなっているとわかっているみたいな感じです。『行く、行く』と言います」と話す。深夜１時、ドアを開けて外に行こうとする。実家に行こうとする。

　10月、夕方５時頃から、「うしなえる、うしなえる（失われる・なくなってしまうという意味だろう）」と言って、タンスからいろいろなものを出す。しまうことはない。午後９時半頃から朝６時まで寝る。

　Ｘ＋５年７月、デイサービス（「スバル」）に週６回行っている。

　10月、入院し、胃を全摘したと家族より連絡があった。

　12月、本人同士が話し合う会に参加する。なぜか一般によく知られている

童謡を延々と歌い続ける。その合間に「捨ててった」「スバル」などを繰り返す。隣の部屋で介護者同士の話し合いに夫が参加しているが、同じ部屋にいないと、「捨てた」と言って探そうとする。

コメント：捨てられる不安と何かが失われる恐怖

　発症からほぼ８年が経過している。この時点で、会話はほとんど無理である。なぜか、この頃、同じ童謡の一節を歌いながら、ドアを開けたり、椅子から立ち上がって歩いたりし、「私を捨ててった」などと言っていた。不思議なことに、窓のカーテンをよけ、サッシのレール（人が隠れることができないスペース）を見て、「旦那がいない」などと言う姿が見られた。

　胃の摘出手術という大きな身体的負担も影響しただろうが、単語の理解もできず、サッシのレールを見ながら夫を探す姿からは、この時点で、認知症としては最重度のレベルだと言えるだろう。ちなみに、「本人の会」で夫を探す時に決まって歌う童謡が特別な意味をもっているかは、夫に聞いてもわからなかった。しかし、断片的ながら「（夫が）捨ててった」という言葉からは、このような最重度の認知症になっても、「夫に捨てられるのでは」という不安や恐れをもっていることが想像される。なお、当時、夫から聞いた「うしなえる、うしなえる」という言葉は、「財布や通帳などがなくなった」という意味だと思っていたが、今、他の事例をまとめながら振り返ると、「自分の能力がなくなっていく」という能力の喪失、自分が失われていく、という存在の喪失に対する恐れをつぶやいていたのかもしれない。私たちは、通常、会話もままならない重度の認知症の人たちは、私たちと同じような不安、痛み、苦しさなどは感じないだろうと思いがちだが、この事例を見ると、このような最重度になっても、愛する人たちから見捨てられ、自我が喪失する不安や恐怖にかられているのではないか、と想像する。

　今まで、さまざまな不安を呈した事例を挙げてきた。その中には、何らかの形で、人の存在がある。知らない人が入ってくる不安もあれば、信頼する人が見えない不安、つながりを感じられない不安などである。これからは、人とのつながりに焦点を当てて、項を起こす。今までと同様に、私が経験し

てきた方たちの声をもとに考察する。

６．人との関係

まず、以下に、一人になることの不安、誰かを求める人たちの声を挙げて
みる。

⑴ 頼っている人を探す人々
・68歳、女性、夫と２人暮らし

夫は「私が居ないと、どこに行った？　どこに行った？　とべったりで。
疲れます」と言う。

・80代、男性、妻と長女家族と同居

妻につきまとう。妻は「トイレ、風呂にもついていって、ドアをコンコン
するので、ノイローゼになって」と話す。

・75歳、男性、妻と２人暮らし

妻が外出すると、「おれも行く」と言う。

・75歳、男性、妻と２人暮らし（長女家族が、敷地内に住む）

妻曰く「私を探すようになった。夫婦仲はよくないのですがね」

・70代、女性、長女と２人暮らし

長女は「お風呂に入っていて、電気がついているのに、開けて確認します。
『電気がついている時は入っているのよ』と言っても開けるんです。人が見
えないと不安なんでしょうね」と話す。

・73歳、男性、妻と２人暮らし

妻は「パーマ屋までついてくるんです。困ってしまう」とのこと。

・93歳、女性、長男家族と同居

家に誰もいないと、不安で、家中探し回る。誰もいないと、玄関の前で、
ずっと待っている。「誰かが連れて行ってくれると思った（？）」と言うので、
どこかに行ってしまうのではと嫁が心配になり、介護保険の相談に来た。

コメント：探す、出ていく

　定年後の男性が、妻が出かけようとすると「ワシも行く」と言ってついて行こうとするのを「ワシも族」と呼んで、妻たちが息抜きをすることができず、疎まれる、という話を聞いたことがある。外出の時に「おれも行く」という人や、妻の姿が見えないと「どこ行った？」と探す姿はそれに近いものを感じるが、トイレや風呂まで探す、というのはやや程度を超えている気がする。私は、これは相手を心配しているというよりは、何か自分が今までのようにやれなくなっている気がするので、助けてくれる人がどこに行ったか、心配で探し求める行動ではないか、と理解している。最後の人は、誰もいないと玄関の前で待っているというが、「誰かが連れて行ってくれると思った」と理解困難な返答をしている。徘徊と呼ばれる行動の芽生えはこのようなところにあるのかもしれない。

(2)　頼る人が見えない不安

　次は、配偶者など頼るべき人がいないと不安を示したり、時に怒ったりする人たちである。

　・73歳、女性、夫と長男家族と同居

　夫が入院した時、「いない、いない」と夜まで言い続けてパニックになった。

　・80歳、男性、妻と2人暮らし

　妻は「夜一人で寝なくなった。添い寝すると寝るけど……。呼ばれてもすぐ行けないと、スリッパでその辺を叩いている。買い物に連れて行って、スーパーの駐車場に置いておくと、真っ赤になって怒る。一緒に行けばいいけど」と話す。

　・79歳、女性、夫と長女家族と同居

　デイサービスへ行っても、「お父さんいない、お父さんいない」と探す。

　・81歳、男性、長女と同居

　娘曰く「寝つくまで、私の名前を5分ごとに呼ぶんです。行くと、今から寝るから、というだけ。私の顔を見ないと心配なようで。ご飯作っていても、

顔が見えないと呼ばれます。一瞬でも、私が見えないとだめ。ご飯を作りに台所へ行っても、わからなくてすぐ呼びます。最近では、同じ部屋にいても、視野に入っていないと呼ぶんです。台所でも、大声で呼んで……。しまいに、よろよろ動いてくるので、危なくて」

・59歳、女性、夫と2人暮らし

いつもより遅く、午後7時頃帰ったらいない。深夜2時に警察で保護された。夫は「たぶん、私の帰りが遅かったので、迎えに出たらしい。はっきりはわからないが」と言う。

・90代、女性、夫と2人暮らし

足が悪く、杖をついてやっと歩く程度。夫は「わしが散歩に出ていくと、出てこようとするんだ、出てきちゃいかん、と言うのに……わからない。この前も、暑い日に、日射病になると言ったのに、散歩に出たら出ていってしまった」と怒る。

コメント：「つきまとい」の背景

　これらの人たちも、配偶者や娘といった自分を助けてくれる存在の確認を常にしている。ただ、いないと「スリッパで辺りを叩く」「真っ赤になって怒る」などの行動や、歩行が不安定なのにもかかわらず、相手を探そうとして歩き出してしまい、転倒などの危険が増えている。トイレや風呂に入っていても、コンコンされたり、「いるか？」と声をかけられたり、ましてや、すぐに行けないと怒ったり、転ぶ危険があったりすれば、そのストレスはかなりのものだろう。BPSDの定義の中に「つきまとい」という文言があり、このような状況を示していると思う。しかし、進行した結果、起きてくる病状の一過程である、という説明は非常に機械的な見方で、彼らの不安という背景に対する理解が乏しいと思われる。なお、最後の二人は、少なくとも中等度以上に進行したアルツハイマー型認知症の方であるが、その行動を見ると、（健常の）夫の帰りが遅いとか、こんな暑い日に大丈夫だろうか、と相手を心配しての行動と思われる。その点では、結果的に徘徊と呼ばれるかもしれないが、その根本には相手への愛情があるのだと思う。

⑶　一人を恐れる人々

　配偶者や、頼っている人たちを探す行動と近い心情かもしれないが、一人になることを怖がる人たちがいる。以下に挙げる。

　・60代、男性、妻と２人暮らし

　妻「一人でいると、怖いと言う。トイレの場所がわからなくて、うろうろしている」

　・82歳、女性、長女と長男家族と同居

　30分、一人になることができない。「一人がいや。怖い」と言う。娘が送って行って、嫁がパートから帰ってくる30分が待てない、「怖い」と言う。帰りを待って窓から外を見ている。

　コメント：何を恐れているかがわからない

　この人たちは、一人になることを恐れているが、何を恐れているか、家族にもわからない。一人では何か、今までのようにできなくなっていることを体のどこかで感じ、それを恐れているのだろうか。「つきまとう」行為もこの恐れと関係しているのかもしれない。

⑷　見捨てられるという不安

　次は、配偶者の姿が見えないと、ありえないようなことを訴える人たちである。

　・80代、女性、夫と２人暮らし

　夫の姿がちょっとでも見えないと、女のところへ行ったのでは？　女ができたのではないか？　と言う。

　・74歳、男性、妻と２人暮らし

　妻の姿が見えないと、「他の男と行ったんだ！」と叫ぶ。台所で夕食を作っていても、姿が見えないと文句を言う。

　・66歳、女性、夫と２人暮らし

　夫が風呂に入って、姿が見えないと、「女のところに行った」と言う。いないと不安。

・83歳、男性、妻と2人暮らし

　訪問客が来て、妻が対応していると、奥で「誰だ!」と大声を出す。失礼だと妻が困ってしまう。

　・78歳、女性、夫と2人暮らし

　夫「一緒に歩いていて、隣の奥さんに挨拶すると、『そんなのに挨拶せんでいい!』と怒るんです。市の人（ケアマネジャー）が来たので、会って話をしていると、隣の部屋でワーワー怒っています」

　・70歳、女性、夫と2人暮らし

　夫「近所の奥さんが玄関に来て、しゃべることがある。玄関で雑談をするだけで、おかしいと言う。『奥さん、忙しかったらいいよ』と言ったら、『あやしい』と言う」

コメント：嫉妬妄想の背景

　これらの人たちは、配偶者の姿が見えないと、「男（女）のところに行った!」と騒いだり怒ったりする。その前に、頼っている人の姿が見えないと探したり、いるか確認したりする人たちについて述べた。その際、自分で今まで通りやれなくなっているという不安から、援助をしてくれる相手を探すのだろうと理解していると自分なりの解釈を述べた。後半の3人は、何かしら配偶者が他の異性と話したり、挨拶をしたりしているだけで、「あやしい」と勘ぐっている。これは、自分に何か異常な事態が起きており（自身の認知障害をどんな形にしろ感じている）、人に助けてもらわないといけないと感じているからこそ、人を探すのだろうが、これは、逆に見ると、相手にとって迷惑な存在になっているという理解につながり、「用なしになった自分は、見捨てられる」という心配から起きているのだと私は思っている。「いい年をして、そんなことなんて」と配偶者は一笑に付すかもしれないが、自分が相手にとって役に立てなくなったという自信の喪失は、相手が別の異性のもとに行くのでは、という恐怖につながっているのではと思う。ありえないことを、まるであるかのように恐れる人たちは他にもいる。以下、そのような人たちの声を挙げる。

⑸　ありえない不安・恐怖を訴える人々

・86歳、女性、一人暮らし（同敷地内に家族がいる）

一人で離れにいる。隣の家に嫁と孫がいる。みんなの姿が見えないと、「みんな、死んでしまった」と言う。見ると「ああ、よかった」と言う。

・70代、女性、娘家族と同居

娘「孫の姿が見えないと、『孫と私がけんかをして、孫が出て行ってしまった』とかありえないことを言って心配している。（孫の姿を）探したりする。すごく心配性になった」

・80代、男性、長女家族と同居

娘の姿が見えないと、「殺された！」などと言う。2階にいても、「どこに行っていたんだ！」と怒る。

・69歳、女性、夫と2人暮らし

MMSE11点と中等度以上の認知障害を認める。年月日は答えられず、30分ほど前に行った検査も覚えていない。長男は東京在住で、次男は自宅近くで暮らしているが、次男に何度も電話して、「長男の姿が見えない、刑務所に入れられた。保釈金を50万円払わないといけない」と言う。

コメント：愛情と恐怖

ここに挙げた人たちは、家族の姿が見えないと、探し、なぜか「殺された！」など死んでしまったかのように無用な心配をしたり、犯罪を犯し捕まってしまったと真剣に怯えたりする人たちである。姿が見えると「あぁ、よかった」と安心することから、一人になることが怖いという恐怖と、見えないと何か大変なことが起きているという不安があるのだろう。ある意味では、信頼する人・愛する人たちとのつながりが精神の安定にかなり関係しているともいえるだろう。

以下は、家族など、信頼できる人・愛する人たちの存在が彼らにどのような影響を与えているかがわかる例を提示する。

（6） 周囲に信頼する人がいる安心感

・63歳、男性、妻と2人暮らし

妻「私が台所に立ったり、トイレに入ったりすると、心配で見ている。落ち着いて新聞などを居間で見ていると、安心するのか、ゆっくり自分の部屋に行ってテレビをつけたりする。心配なんでしょうね」

・80歳、男性、妻と2人暮らし

妻「私がいれば、じっとテレビを見られるんですけど、いないと、立ったり座ったり、落ち着かない」

・90代、女性、長男家族と同居

息子「人といることは大事ですね。一緒についていれば、洗濯物もたためるし、でも、一人ではできない」

・60歳、女性、夫と2人暮らし

夫「積極的にはしないですね。でも、○○やろうか、と言うとするんです」

コメント：人とのつながり

この人たちは、配偶者や子どもが視界に入っていることで落ち着いていられる。さらに、何か積極的にサポートをしているわけではないのに、一緒にいるだけで、洗濯物をたたむなどの作業ができるという。かつて中等度以上に進行した女性が、洗濯など一人ではできないが、夫が近くにいるとできる、と教えてくれた長男がいた。その場面を見ているわけではないが、本当に人がそこに存在しているだけで、一人ではできないことができるのだろうか？　一つには、一人だと不安でできないが、信頼できる人がそこにいるだけで、何かに取り組もうという気力や集中力がわくという可能性が考えられる。もう一つの可能性は、「ただ一緒にいるだけ」と言いながら、洗濯が終われば「そろそろ終わったよ」などと声をかけているから、やれるのかもしれないし、長男が一緒にたたむと同じ行為をするのかもしれない。いずれにしても、配偶者や子どもがそばにいると、落ち着いて過ごせるが、見えないと、立ったり座ったり、落ち着かなくなることからは、徐々に一人でいることの不安

が強くなることがわかる。これは、孤立を恐れる心情だけではなく、自分一人でいろいろできなくなっている一種の自覚なのかもしれない。ただ、難しいのは、物理的に一緒にいても、会話が理解できなくなったり、他の人たちだけで会話をしたりしていると、一人と感じる場合があることである。

⑺　疎外感
・70代、男性、妻と長男と同居
妻「私と息子で話していると、関係ないことを話しているのに、何か感じるみたいです。本人を交えて話すようになったら、不安な行動がなくなりました。不安なんでしょうね」
・83歳、女性、長男夫婦と同居
長男の妻「ちょっと外出して帰ると、『今、胸の発作があった！』なんて怒って言う。そんなことないのに、置いていったことを怒っているんでしょうね」

コメント：つながりを求める
後者の女性は、まるで「自分だけ置いていかれた」とすねて母親に怒っている子どものようである。前者の男性は、話しかけても適切な応答ができなくなっている重度の男性だが、それでも、自分が輪に入っていない、すなわち、自分だけよそに置かれている状況に、何らかの不安やひょっとすると怒りを示している。会話ができなくなるということと、配偶者・家族・頼りにしている人々とのつながりを感じるということは、別次元のものなのだと改めて感じる。私たちは会話の応答ができなくなると、話しかけても無駄と思いがちだが、会話の理解が困難で、意味のある応答ができなくなった人たちでも、自分が信頼している人たちから、物理的にも心理的にも離れ、自分の存在が希薄になっていることに不安や時に怒りを感じることがあるのかもしれない。このように、愛し、信頼している人たちとの交わり、一体感を求める気持ちとは裏腹に、他者、広く言えば社会とのかかわりを避けるようになる人は多い。

(8)　人や社会を避ける人々

・71歳、女性、夫と2人暮らし

MMSE23点。夫「いつも寝ている。『頭に自信がないから、下手なことを言って、何かあるといけないと思って』『人に会いたくない』『惨めな姿を見せたくない』と言うんです」

・76歳、女性、夫と2人暮らし

迷惑をかけるから追い出してくれ、（どこかに）預けてほしい、と言う。

・80歳、女性、夫と2人暮らし

夫「外に出たがらないんです」。本人も「バカになったから、人に会いたくない」と言う。

コメント：おかしくなったという恐怖

先ほど、会話の応答ができなくなった人でも、人の輪に招かれているか、外されているか、の感覚はあるのではないか、と記した。上に挙げた人たちは、このような会話の応答ができなくなっていることを恐れているともいえる。（会話の応答がうまくいかなくなり）変なことを言うとまずいから人に会いたくないと言っている。「バカになったから」と端的に述べた人もいる。さらに「（自分が）迷惑をかけるから、どこかに預けてほしい」と自ら家族に、私に付き合ってくれなくていい、と悲壮な決意を述べる人もいる。

(9)　つながりを感じられない人々

周囲の会話の理解が徐々にできなくなると、邪推をする人々も多い。

・62歳、女性、夫と2人暮らし

夫「普段は早く寝る。でも、孫が来ると遅くまで起きている。ある時、『寝ている間に、みんなで私の悪口を言っているのではないか？』と言った」

・80代、女性、長男家族と同居

長男の妻「デイサービスの連絡帳にいろいろ書いてあると、『私の悪口が書いてあるのだろう』と言う」

・80代、女性、夫と2人暮らし

ある日、長男の妻が診察に同行し、医師と会話をしていると、なぜか急に「入院なんかしない！」と怒り出した。まったく異なる話をしていただけだが、難聴もあり、誤解したようだ。

　コメント：被害的言動の背景

　いわゆる、被害的な言動が増えた、などと記録される場面である。自分がいろいろできなくなり、家族にとって邪魔な存在になったというのと近い心理だろう。最初の女性は、すでに重度に近い状態で、十分な会話もできない頃に、ある日このような発言をしたという。久しぶりに訪れた孫を囲んで楽しい会話をしているのに、ただ一人、「私がこの場を離れて寝たら、みんなで私の悪口を言うのではないか」と思っているのである。おそらく、その場の雰囲気からはまったく考えられないような、邪推としか思えなかったのではないか。2人目の人は、連絡帳には、おそらく、いろいろ楽しく過ごしたことが書かれていると思うが、それでもなお、「私の悪口が書いてあるのだろう」と言うのだ。

　これらのように悪く受け止める理由を考えてみると、一つには、みんなが笑顔で話している内容が理解できないと、「みんなだけで楽しんでいる、私をのけものにして……」と思うのかもしれない。ある重度のアルツハイマー型認知症の男性は、小さな孫がたまに家に来た時、その赤ちゃんをみんなでかわいがっていると、急に怒ったという。図らずも、妻は「嫉妬したんでしょうか、でも、赤ちゃんに嫉妬なんて変ですよね」と、みんなの視線が赤ちゃんだけに向き、本人が取り残されたために怒ったのではないか、と瞬時に理解し、「赤ちゃんに嫉妬した」と言ったが、案外当たっているかもしれないと思う。

　認知症になり、人々とのつながりが希薄になると、私たちが理屈で考えているのとは異なるレベルで、「私を輪に入れていない、私を置いていった、のけものにした」と常に思いやすいのではないか。だからこそ、ケアに従事するものは、理解力が衰え、積極的に自ら会話を進めたり、話題に入ろうとしたりする能力に陰りが見える人たちには、こちらから、彼らを輪に入れ、

一体感が得られるような努力が必要なのだと思う。

　最後の人は、難聴がひどく、最初に話しかけたが、大声で話し続けるのに疲れた私が、長男の妻に多少の事実関係を確認していた場面である。やはり、何か疎外感を感じており、医師と家族が話している、という場面から、「家族が自分を施設に入れるか、入院させようとしている」と邪推したと思われる。やはり、認知機能低下、難聴などの健康上の問題などを常に考慮し、疎外されていない、という安心感を得るように努力をすべきと思った。それらの努力を怠ると、被害的な感情、投げやりな言動、果ては、最後の人のように、興奮という形で目の前に現れるかもしれない。

⑽　「家にいる」という安心感

　最後に、認知機能の低下を感じていても、それによって誰かを探したり、悪く考えたりしない人たちが感じる安心の源と、安心できる場所について考えてみる。

　・70歳、女性、夫と長男家族と同居

　本人「忘れてしまうんです。覚えていられない。でも、家だったら、みんないるし、聞けばいいから（安心）」

　・72歳、女性、夫と2人暮らし

　本人「（医師が何かを問うと）忘れた。でも、お父さんが覚えていてくれるから……」とニコニコ。

　・81歳、女性、夫と長男夫婦と同居

　本人「私は、頭が悪いから、健忘症でしょ。でも、生き字引（夫のこと）がいるから大丈夫」

　・80代、女性、長男夫婦と同居

　長男の妻「何か言われると、泣いて『家に帰る！』と言うんです。ずっとこの家に住んでいるのに……」

　・89歳、女性、グループホーム入居中

　医師が「毎日、どう過ごしていますか？」と尋ねると「洗い物して、お父さんと息子と、おばさんも一緒にやってくれます。みんな一緒だから、うれ

しいです」と答える。スタッフのことを家族と感じ、グループホームのこと
を家だと思っている。

・74歳、女性、グループホーム入居中

診察室で医師が「今日は何していたんですか？」と尋ねると「内職してい
たら、連れて来られて（笑）」と答える（グループホームのことを家で内職をし
ていると思っている）。

・87歳、女性、グループホーム入居中

長女「グループホームに面会に行くと、私の顔を見て、すっと腰を浮かし
てくる。何となくわかるみたいです。昔より動けるようになりました。私が
『家に帰る？』と聞いたら、『ここは、私のうち』と言うんです」

コメント：「私のうち」という安心感

今まで、認知機能の低下や一人になるといろいろなことができない、とい
う不安から、家族の姿を探したり、被害的になったり、人付き合いを避けた
りする人の事例を挙げてきたが、この人たちはすべてを任せてしまったかの
ような安心感の中で生きている。おそらく家で夫が不注意や物忘れに起因し
た間違いを指摘することもあるはずだが、「生き字引がいるから」「お父さん
がいるから大丈夫」などと気にしていない。タイトルに「家にいる」という
安心感と書いたが、例を見ればわかるように、彼らが「家にいる」と思って
いる場所は、実際の家とは限らない。グループホームであっても、最後の人
のように「私のうち」と思えば家なのだろう。逆に、物理的に、家にいても、
何か不快なことやいやなことがあると、「家に帰る」という例もある。こう
考えると、在宅介護がよくて、施設入所は避けるべき、などの議論は安易に
過ぎる気がする。安心感が得られる場所は、本人にとって「家」になり、不
快な経験をしていれば、本来の家にいても、家ではなくなり、「（安心感が得
られる）家に帰りたい」と思うのではないか。

さいごに

前半は、主に不安を訴える人々を取り上げ、主要な５つの事例とそれに関

連した人々の声を記した。「はじめに」で述べたように、完全な妄想や幻覚までには至っておらず、私たちとも共通する不安感も多々見られるが、一人ひとりの人を見ると、健常と思われていた頃にはなかった不安が顕在化していることから、認知症の発症が何らかの不安形成に影響を与えたのではないかと想像する。当初、事例の順番を認知障害の軽度な方から並べてみたのだが、どうも、不安の強さは認知障害の軽重に単純に比例しているわけではないと思われ、結局、不安の濃淡で分けてみた。後半は、結局は不安の背景にあるのは、人と人との関係によるところが大きいと気づいたため、さまざまな人とのつながりに関して認知症の人たちから発せられた言葉を集め、彼らの不安や安心感にはどのような人とのつながりが関係しているかを考えてみた。

　改めて読み直してみると、認知症が軽い人、早期の人の不安が少ないわけでもなく、重度になったからといって、不安を感じないこともないという、当たり前といえば当たり前のことを学んだ。したがって、軽度や早期だから大丈夫とも言えないし、重度のレベルになっても、身体的な介助だけではなく、こころのケアは最後まで必要なのだと思う。

第4章

ピアサポートの力に目覚める
──専門職と当事者との協働のなかで

大塚智丈

はじめに

　認知症の人は、比較的早期から不安や恐怖、抑うつ、孤独感などの苦悩を抱えていると言われている。しかし、認知機能障害以外にもさまざまな要因があって、それらの苦悩など自分自身の気持ちを表現しにくい状況にある。そのために、周囲の人は専門職であっても、そのこころのうちを量りかねることが多いであろう。

　今回、一人の認知症の人を追って、その見えにくい心情・心理の理解のための接近を試みた。そして、いくつかの経過を経て結果的にではあるが、本人がその心情を周囲にもオープンにできるようになった。その状態に至るまでには、当事者による当事者への支援であるピアサポートが大きな力となっていた。心理面へのアプローチによって、本人の認知症や自己への捉え方などが変わっていった経過も含めて事例を報告する。

　またその中で、筆者らが初診時から認知症の人に対して行っている心理的支援の一端も提示したい。認知症医療・ケアにおける支援の一助となれば幸いである。

1．事例紹介

Fさん、60歳台後半、男性、アルツハイマー型認知症

主訴：物忘れ

家族歴・既往歴：ともに特記事項なし

生活歴：2人兄弟の次男として在住県で生まれる。地元の高校を卒業後、関西の大学へ進学。卒後は地元に戻り、市役所に勤務していた。30歳台の時に、親族の仕事を手伝うため市役所を退職。その後、約10年で親族の手伝いを辞め、再び嘱託職員として同じ市役所に勤務する。しかし、計算力低下などで市役所を辞めることになり、その後は隣の市の介護施設で雑用の仕事を少しの間やっていた。結婚後4子をもうけるも、現在は夫婦2人暮らし。学童関係のボランティアを好んで行っていた。

現病歴：X－5年頃より、本人が以前とは違う自分自身の異変を感じるようになった。そのため、複数の医療機関を受診するが、年相応と判断されていた。しかし、金銭管理は心配になったため、妻が行うようになる。その後、認知症専門医療機関を受診して精査を行い、この時点では軽度認知障害（MCI）と診断。抗認知症薬（ドネペジル）の服用も開始されている。しかし、服用開始後も物忘れは増え、X－4年には服薬忘れがみられ、よく会っている友人の名前も出てこなくなって、認知症症状が目立つようになり、メマンチンが追加投与となった。X－3年には、日付が時々わからなくなり、道に迷って家に帰れないこともみられるようになる。その後も、置き忘れが顕著になるなど、健忘症状が徐々に増えていき、X－1年には今が何月かもわからない時があるようになった。X年に入ると、何もせずにうつむいていることが増えてくる。そして、同年4月、当院へ紹介され、夫婦で来院し初診となる。

2．初診時に気をつけていること

　事例の説明の前に、認知症診療で初診時から気をつけるべきと思うことが筆者にはあり、それをまず述べたい。認知症の人は既に自尊感情が低下していることが多く、その心情面への配慮が信頼関係構築のためにもとても重要である。周囲は気づきにくいが、こちらにとっては何でもないような些細な発言や態度によって、さらに自尊心を傷つけてしまっている場合が少なくない。筆者も以前はこれで失敗していた。例えば、家族とばかり話をしていると、本人に「自分がないがしろにされている」などと感じられてしまう。認知症の人は自分がどう扱われるか、敏感になっている場合が多いと思われる。なので、不用意な発言や態度によって、その後の診療や支援を困難なものにしないようにこころがけたい。

　筆者の場合、初診時は最初の20〜30分、家族のほうを向かずに本人とだけ話をする（家族には事前に、本人への問診中は横から口を挟まないように伝えている）。まず、本人が自分の状況をどう感じ、またそれをどう表現するのかしないのかなどを把握するよう努める。この際、もちろん事実に反することがあっても、否定せずに傾聴しながら行う。事実や質問とずれた内容の言葉には、どんな背景や本人の想いがあるのかを探っていく努力とその姿勢が重要と考えている。その姿勢や態度が信頼関係作りにもよい影響を与えるだろう。そして、家族へ質問する際は、本人の了承を得てから行う。初診時には、「ぞんざいに扱われるのでは」「ぼけ扱いされるのでは」などの猜疑心、警戒心をもってやってくる認知症の人も少なくないと考えられる。このため、「認知症のレッテルを貼るために診察をしているのではなく、あなたをよく理解してあなたの役に立ちたい」という気持ちをもって接し、その気持ちや態度が本人に伝わるよう努力する。自分が大切に扱われ、自分の想いに応えようとしてくれていると、本人が感じることが重要である。それによって、自分の想いを話してもよい相手として、まず本人に認められることが必要なのは当然のことと言えよう。

心理テストの際も、本当はされたくない質問に答えてもらうことや、ストレスを感じながらも真面目に応じられる姿勢に対し、「あなたに感謝と敬意を感じます」という気持ちをもって行う。返答に対しては感謝やねぎらいの言葉を繰り返す。できたところを強調し、できていない場合は「みなさん、なかなか答えられないことが多いです」「歳を重ねられれば、みなさんすぐ答えるのは難しいです」などと声をかけ、できるだけ失敗感、失望感、劣等感、疎外感などが残らないように努める。ここでも、ダメなところをみせても態度がまったく変わらず、自分を尊重し大切にしてくれる人として認められようにこころがける。

　このように、自分のために役に立とうとしてくれる、安心して話ができる人と思ってもらうことが、信頼関係構築において最も重要と考えている。本人からみれば、こういった援助者であれば想いを伝えやすいだろう。援助側からすれば、本人の想いを把握・理解しやすくなり、適切な支援にもつながることになる。

3．診察でのやりとり

　以上のように、本人の心情・心理に配慮しつつ面接や心理検査を行っている。前置きが長くなったが、事例の説明に入る。

　Ｆさんの場合、初診時の表情や態度は落ち着いた様子であったが、活気がやや乏しい感じであった。初診時の本人とのやりとりの一部を、以下に提示する。

　まず、本人に対しウェルカムな表情で丁寧に挨拶を行い、その後に質問開始。

　──今日はどういったことでこちらに来られましたか？
　前に行った病院でね、軽度認知障害ということで指摘を受けたのですけど、紹介されて……。
　──どちらで軽度認知障害と言われたのですか？

○○病院（正答）。

——ご自身でおかしいなと思われるところはどういうところですか？

うーん……そうですね……ちょっと浮かんでこないですね。

——軽度認知障害と言われたのはどういう症状からでしょうか？

どんなだったかな……物忘れだったかな……。

——それはどんな物忘れですか？

物忘れはどうかな……そんなには困るほどとは思わんけど……。

初診時の改訂長谷川式簡易知能評価スケール（HDS-R）は12点（遅延3語再生1/6）で、立方体模写、時計描画テストでは構成障害を認めた。頭部CT検査、神経学的検査、日常生活の状況などからも、やはりアルツハイマー型認知症で中等度に至っていると考えられた。妻によると、すでに前医でも同じ病名告知を本人とともに受けているとのこと。しかし、認知症の病名告知を受けているはずなのに、本人は「認知症」ではなく「軽度認知障害」という言葉を使って、自分の病気を説明していた。また、物忘れに対しても、そんなに困るほどではないと言い、たいしたことはないような口調であった。そのようなFさんの発言の背景には何があるのだろうか。

4．悪すぎる認知症観の改善の必要性について

一般に認知症診療では、健忘、理解・判断力低下や病態失認などの認知機能障害、あるいは"否認"といった「心理的防衛機制」などによって、このような自覚不足（に見える）状態になると考えられている。一方、本人の心情面は家族のみならず専門職においても軽視されていることが多いが、これについては後述する。

認知機能障害は通常、徐々に増悪し改善も困難であるが、「心理的防衛機制」は不安の大きさによって変動し、改善も可能な場合が少なくない。その「心理的防衛機制」を働かせる不安の要因の中で、専門職の力で変えられるものとして認知症の疾病観が挙げられる。「認知症になったら何もわからな

くなる」など本人のもつ認知症観が悪すぎると、認知症診断・告知後に不安が余計に増強し、それによって「心理的防衛機制」も強くなると考えられる。

　また、それが強まるか否かにかかわらず、過剰に悪い認知症観は診断後に絶望状態を生じやすくなるなど、本人の心理状態への悪影響は量り知れない。この点でも、悪いほうへ偏っている場合が多い認知症観の改善が、認知症の人への心理的支援として非常に重要である。

　さらに、物忘れやできないことなどへの周囲からの指摘や注意も不安を高めると考えられる。妻に対して認知症の人の心情・心理についての説明をした上で、指摘などを控えてもらうように家族指導を行った。

　そして、認知症観の改善などのために、Ｆさん夫婦に以下のように説明を行った。

　「最近は長生きできるようになって人生100年時代とも言われてきていますが、100歳では９割ほどの方が認知症になっています。統計上で認知症は、80歳台後半で44.3％、90代前半で約６割、90代後半で約８割の人がなっています。人生が長くなって、遅い早いはあっても認知症になる人が増えてきています」

　「実は現在65歳以上の高齢者では約６人に１人が認知症ですが、ご近所で認知症になられた方はそんなにおられますか？　そうは思えないのではないですか？　それは、まだ世間の認知症のイメージが悪いほうに偏りすぎているのが原因と思います」

　「これまで書籍やテレビなどで紹介されてきた認知症の人は、すでにだいぶ進行していたり状態が悪かったりする人が多かったと思います。そのため、世の中の人は認知症をそういう人とイメージしているのです。しかし、実際にはそれほど悪くない状態の認知症の人も少なくありません。認知症の人の状態や認知レベルは、一般に考えられているよりもっと幅広いものなのです。認知症のようには見えず、楽しく暮らしている人も案外多くおられます。癌のイメージが変わってきたように、これからは今の悪すぎる認知症のイメージも変わっていく必要があると思います」

　「本当に人生100年時代になれば、最後の10年あまりは認知症とともに生き

るのが普通になります。なので、認知症だからと言って恥ずかしい、情けないなどと思う必要はなくなっていくでしょう」

「物忘れやできないことを体験すれば、その時はダメだとかつらい気持ちになるのは、まったく普通で人間なら自然なことです。これは仕方がないことで、悪いことではないです。ですが、物忘れなどにこだわりすぎると、どんどんしんどくなっていきます。なので、できるだけ物忘れや失敗などご自分の能力低下の部分に対しては、おおらかになっていただけませんか。それが命の危険や大迷惑、大損害にならないのなら、ご家族もご理解、ご協力を」

「できないこともありますが、一方できること、楽しめることややりがいを感じることがまだまだあるはずです。高齢となり能力が右肩下がりの人生のなかで、能力と楽しみのどちらにこだわるかによって、今後の幸・不幸が分かれてきます。どちらにこだわるのが幸せにつながるでしょうか？　ご本人もご家族も、能力にこだわるとつらさが今後どんどん増えていきますが、楽しみにこだわると逆にその分明るくなれるでしょう。すなわち、物忘れやできないことのほうでなく、楽しみ、嬉しさ、やりがい、貢献感、満足、快さなどのほうに目を移して関心をもち、これらを感じられる機会や数を、周りの協力も得て一緒に増やしていくことが大切です。この考え方の転換がもしできれば、認知症であっても"自分は自分"と思って、楽しく生きていけるようになっていくでしょう」

「これからのＦさんの人生には、物忘れやできないことが多いか少ないかより、楽しみや満足が多いか少ないかのほうが重要と思います。楽しみ、やりがいなどを感じることを大切にして増やしていってください。ボランティアは楽しまれているようなので、ぜひできるだけ続けていってください」

「実際に、物忘れがひどくても楽しく暮らしている人を私たちは多く知っています」等々。

上述の説明は、認知症の人が悪すぎる認知症観や能力低下によって、今の自分が受け入れられずにつらくなり苦しんでいる様子や姿に接して、筆者もつらくなりこころが痛み、何とかできないかと思い、考えるようになった。

それで、もし自分が認知症になったら、どう言われたら少しほっとできて気が楽になったり、少しでも希望をもって前を向いていけたりするようになるのだろうか、と考え続けていく中で少しずつ出てきたものである。

5．認知症観改善の説明後の状況

　筆者はＦさん以外の人にも初診時から同様の説明をすることが多い。以上のような説明をすると、人にもよるが安堵の表情を浮かべたり、「気が楽になった」「こころがすっきりした」「いい話が聞けた」「思っていたより希望をもてるようになった」などと話したりする認知症の人も案外多い。能力が低下した自分に対し、少しおおらかさや寛容性が出始めるようである。中には「そういうふうに考えたらいいのですね」と言ったあと、別人のように元気になる場合もある。

　だがＦさんの場合は、歳が若いということもあるかもしれないが、これらの説明によってすぐに認知症である自分の状況を受け入れやすくなったわけではなかった。説明後も、認知症について「全然落ち込みはしないですけどね」「あんまり気にならないですけどね」「大丈夫です」などという発言を繰り返していた。しかし、発言内容とは裏腹に、認知症や能力低下への囚われはまだ強く、大丈夫な状況ではなかったようである。この時点では"認知症になっても自分は自分"とは感じられずにいるようであった。能力低下に囚われて不安、恐れが非常に強い状態であると、説明を聞く時のこころの余裕がなく、上述の説明内容のようには思えないという人も当然いるだろう。

　しかし、２回目の診察時には、初診時と違い、物忘れを覆い隠そうとするような態度はだいぶ見られなくなっていた。その２回目の診察では、以下のように語るようになっている。

　——その後、調子のほうはどうですか？
　……なんか、また物忘れがちょっとひどくなっていっているような、と思ったりするのですけどね。

——どういうところで、そう感じられますか？

うーん……自分が考えていることがなかなか思い出せないとかですね……。

——はい。

ちょっと……もしかしたらちょっと進行していきよるのかなと思ったりして……なんとなくですよ。根拠はないのですけれど。

「物忘れはそんなに困るほどではない」と話した初診時の様子とは違いがみられた。この変化が示すことは、初診時には物忘れのひどさについて語りにくい状況であったということであろう。他の認知症の人でも同様の初診時との変化がみられることが少なくない。そのため、1回の診察だけで認知症の人の理解の程度などを判断するのは危うい面があるだろう。実は、あとで日記を紹介するが、Fさんの場合は当院受診前から、自分が認知症であることや物忘れがひどいことなどをしっかり意識できていたようである（診察時の言動と日記内容との乖離が顕著であった）。

認知症への本人の自覚に関しては、「認知症の始まりを最初に認識するのは、患者自身である」とも言われている[1]。一方、このように、認知症の人は自分が認知症ではと感じていても、初対面の緊張感やプライド、恥ずかしさ、警戒心などから、物忘れなどの能力低下を隠そうとする場合もまれではないと思われる。すなわち、健忘、理解・判断力低下、病態失認などの認知障害や心理的防衛機制以外にも、このような「心情」によって自分の状態や症状、想いなどを話そうとしない場合があり、そのために周囲からは「自覚がない」「病識がない」と思い込まれ決めつけられていることがあるのではないか。Fさんも認知症への不安や恐怖といったネガティブな感情を、病院では語れずにいたようである。

そして、診察では認知症観の改善の説明を繰り返すとともに、認知症が進行し周囲に世話や迷惑をかけることに恥ずかしさや抵抗感、あるいは罪悪感、自責感をもってしまうことについて、以下のように説明している。

上述の年齢層別認知症有病率や認知症観改善の説明をしたあとに、「物忘れやできないことがあっても、今後は堂々とお世話になって、堂々と迷惑を

かけていただきたい」という言葉を本人に投げかける。

　そして、「これからの時代、これは順番なのです。医療が発達してきたこともあり、平均寿命はまだ延びてきています。長生きできるようになって、早い遅いという違いはあっても順番に認知症になりうる時代になってきています。60代、70代で亡くなっていた時代とは違うのです。ですから、一部の人がなるのではないので、恥ずかしいと思う必要も本来ないはずです。なのに、長生きをして順番に、お世話になるのは恥ずかしい、情けない、申し訳ないという気持ちになっていかないといけないのですか？」と問いかけつつ、Ｆさんもそうだが子や孫がいる人は多いので次のように続ける。

　「そう思わないといけないのなら、将来もっと長生きできるであろうお子さん・お孫さんも同じ気持ちにならないといけなくなりますよ。それでもいいですか？　よくないのなら、そのような考えは変えていただかないと続いていきますから、お子さん・お孫さんが困らないように、今あなたから変えていただきたい。そうでないと、みんなが安心して長生きできません。でも、もしＦさんがそういう考えを変えてくださったら、お子さんもお孫さんも、また私たちも将来そうではなくなり、たいへん助かります。ですから、堂々と迷惑をかけて、堂々とお世話になっていただきたい。"忘れるからよろしく""できなくなるから頼んだよ"という感じで。そうでないとみんなが困りますから、ご自身だけのためではなく、お子さん・お孫さん、そして今後さらに超高齢社会となる日本のみなさん、私たちのためにもぜひお願いします」と話し、本人に頭を下げる。

　以上のように、恥ずかしい、情けないなどの羞恥心や自尊感情、あるいは申し訳ない、迷惑をかけたくないなどの罪悪感や負い目といった本人の心情面へのアプローチを続行した。

　そして、Ｘ年７月の４回目の受診時の会話のやりとりを以下に少し示す。

　——この頃、調子はいかがですか？
　なんかあの……調子が悪いというか……いろんなことを忘れるのが以前より増えてきたですね……。

──どういうところでそうお感じになられますか？
　……日付とかよく忘れるし……なんか……漢字も全然書けなくなったな……。

　この際、漢字が出てこず平仮名を使って書くことが多くなってきたとＦさんは話した。このように、自身の物忘れなど能力低下については、ある程度率直に語るようになっていた。しかし、その後もしばらくは、自分自身のつらい感情、想いを言葉に出して専門職には表現しなかった。やはり、認知症の自分にある程度 OK を出せて、その自分を受け入れられたような様子もまだなかった。

6．ピアサポートによる心理的支援へ

　初診後も、既述のように認知症観や自己イメージの改善のための説明を繰り返して行っていた。しかし、Ｆさんのように専門職の言葉による説明だけでは、認知症になった自分自身をなかなか受け入れられず、能力低下ばかりに囚われ前を向けない人もいる。もちろん、受け入れられることが良く、受け入れられないことが悪いというわけではなく、受け入れられないことのつらさにも専門職は向き合って寄り添っていき、「待つ」ことが必要である。だが、認知症である自分にある程度 OK を出せるように変わる可能性があるのなら、そのチャンスの機会を考え作っていくのも専門職の務めであろう。専門職の言葉が通用しない人の場合、次の一手としてピアサポートを活用したアプローチに移るようにしている。
　そして、Ｆさんはこの４回目の受診のあとに、筆者の勤める病院のオレンジカフェ（認知症カフェ）に参加することになった。認知症カフェにはさまざまなものがあり、活動内容も一様ではないが、当院では当事者による当事者への支援であるピアサポートの場として活用している。
　ピアサポートについては既知の方も多いと思うが簡単に説明すると、ピア peer とは仲間、同輩、対等者の意味である。同様の境遇や立場にあり同じ

ような経験や感情をともにする仲間同士が、日常の悩みや相談事などを率直に話し合う。そして、当事者同士がフラットな立場で互いにサポートし合うというのがピアサポートである。認知症の領域でも近年注目をされてきているが、当院では心理的支援の一つとしてこれに注力している。

　Ｆさんの場合、ピアサポートの効果は予想以上のものであった。カフェ利用以前は、言動の内容が認知症症状に囚われていたものやネガティブな感情に支配されていたものが多かったが、利用開始後はそうではなくなっていった。

　Ｘ年11月の受診の際、妻のほうからも最近Ｆさんが変わってきたと話があった。物忘れがあったとしても、「もうちょっと自分は賢かったけど、これは認知症がさせとんやからな」とあっけらかんと言うようになり、前より明るくなったという。物忘れやできなくなったことに対して、以前はびくびくし強い不安を感じていたが、そうではなくなり“もう仕方がない”と割り切れるようになってきた様子とのこと。

　「奥さんが言われるように変わられたのですか？」と筆者が本人に問うと、「自分でもかなり変わったと思いますね」「特に最初はすごく認知症が怖いというか……あれは何か落ち込んでましたからね……でも今はもうね……何かしら楽しい人ばっかり、周りがね」「最初は暗い雰囲気で来てたでしょうね。落ち込んでですね。……認知症っていう偏見をもってたのかな」などと語った。

　ようやく、普段自分が感じている気持ちについて率直に話せるようになれたと感じた。心理的防衛機制などによって認知症を覆い隠すこともなく、また一方、認知症とのこころの距離をとれるようになり、それへの囚われが減少していることが伺えた。そして、自分のこころの中に認知症への偏見、悪すぎるイメージがあったことに気づいた様子でもあった。

７．認知症当事者の日記から

　Ｆさんの心情の変化は日記にも表れている。日記の提示についても本人の

承諾を得ており、ここでその一部を受診前からのものも含めて経過順に紹介したい。まず、当院受診前のものから提示する。

・X－1年4月9日の日記

> 4月9日
> 時計の見方が時々ややこしい。
> 何時何分か、はっきりわからなくなった。
> 情けない話だがどうしようもない。歩けば良いというので、毎日1時間
> 2年ぐらい毎日歩いたが改善しない。
> 簡単な文章を書くのも、携帯がなければ書けない。
> この後どうなるのだろう？不安！

時間の見方がややこしい。
何時何分か、はっきりわからなくなった。
情けない話だがどうしようもない。歩けば良いというので、毎日1時間
2年ぐらい毎日歩いたが、改善しない。
簡単な文章を書くのも、携帯がなければ書けない。
この後どうなるのだろう？不安！

　発症から約4年、そして当院受診の約1年前に書かれた日記の文章である。
　症状が進んできていることが記されている。症状の自覚は明確で、時間の見当識や書字能力が低下し、情けなさや不安を感じている様子が述べられている。また、前医での指導でウォーキングを真面目に毎日続けていても、改善しないことへのもどかしさも感じていることが伺える。

・X－1年4月22日の日記

4月22日（月）

ゴールドエッグへ卵回収の仕事に行く。会社の建物はつぎはぎだらけの
建物で私にとっては正に迷路に潜り込んでしまった感じである。
病気のせいかどうかわからないが、会社の中でいつも道に迷って、行きたいところ
に行けない。仲々たどり着けないのである。迷子の連続である。信じられない
ような話であるが、私にとっては、地獄の一日であった。会社の中で、
いつも自分の居所がわからない、仕事も初めてのことなのでわからず叱られぱなし。
弁当を車中の中に入れておいたが、行き方がわからず、1日何も食べていない。
仕事がわからないからと言っても、ベルトコンベアは待ってくれない。次から次へと卵が流れてくる。
不良品を逃さないように、神経を集中させる。隣で一緒に立って、目を光らせるおばちゃんと
競争である。一滴の水も飲んでいない。
今日は朝からいつもと違っていた、ゴールドエッグに辿り着けないのである。
目の前にあるゴールドエッグ、簡単な道だが念の為3度も確認の為に行たのに。
いざ1日おいて行こうとしても行けない。目の前の山に行けない。
認知症の恐怖を味わった。頭が張り裂けそうであった。
今からまた、沢山の恐怖を味わうのだろう、みんなには分ってもらえない世界が待って
いると思うと、冷汗が流れる。

　　ゴールドエッグへ卵回収の仕事に行く。会社の建物はつぎはぎだらけの
建物で私にとっては正に迷路に潜り込んでしまった感じである。
病気のせいかどうかわからないが、会社の中でいつも道に迷って、行きたいとこ
ろに行けない。仲々（中々）たどり着けないのである。迷子の連続である。信じ
られないような話であるが、私にとっては、地獄の一日であった。会社の中で、
いつも自分の居所がわからない、仕事も初めてのことなのでわからず叱られぱ
なし。弁当を車の中に入れておいたが、行き方がわからず、１日何も食べていない。
　　仕事がわからないからと言っても、ベルトコンベアは待ってくれない。次から
次へと卵が流れてくる。不良品を逃さないように、神経を集中させる。隣で一緒
に立って、目を光らせるおばちゃんと競争である。一滴の水も飲んでいない。
　　今日は朝からいつもと違っていた、ゴールドエッグに辿り着けないのである。
目の前にあるゴールドエッグ、簡単な道だが念の為３度も確認の為に行ったのに。
いざ１日おいて行こうとしても行けない。目の前の山に行けない。
　　認知症の恐怖を味わった。頭が張り裂けそうであった。
今からまた、沢山の恐怖を味わうのだろう、みんなには分ってもらえない世界が
待っていると思うど（と）冷汗が流れる。

　　場所の見当識低下により目的の場所へ行けなくなっている様子が書かれて

116

いる。そのことによる恐怖感がありありとした本人目線での感覚で述べられており、どのような体験をしているのかがよく伝わってくる。恐怖以外にも、緊張感、もどかしさ、悔しさなど、苦悩する思いが文章から滲み出ていると感じる。

　この時は非常勤雇用で働いていたようであるが、「会社の中でいつも道に迷って、行きたいところに行けない」「迷子の連続である」などの体験を、自分自身でもこんなはずではなく「信じられないような話」と感じている。

　また、目の前にある職場に辿り着けない、簡単な道なのに行けないといった体験には、「頭が張り裂けそう」なほどの恐怖を覚えている。この日記の文章を読み、もし仮に自分が同じ体験をしたらと想像してみると、Ｆさんが感じた恐怖が自分のこころにも現れてくるのが感じられる。

　一方、発症から数年経っている認知症の人でも、これだけのことを自覚できているのである。そのことを改めて感じさせられた貴重な文章である。

　さらに、「みんなには分ってもらえない世界が待っている」と将来のことを深く案じている心情も記されている。周囲の誰にも「分ってもらえない」と思えば、自分一人だけが異なる世界に引き離されていくような孤立感や孤独感を抱くであろう。だがもし誰か一人でも、その想いを理解してくれる人がいれば、その不安や恐怖を緩和できるのではないだろうか。"自分一人だけ理解して変わっても仕方がない"と考える専門職がいるかもしれないが、そうではないと思う。理解者の数が０人から１人に変わるのは、10人から11人、100人から101人に変わるのとはまったく意味が異なる、本人にとっては大きな救いとなるだろう。

・X－1年6月12日の日記

しかし、最近の物忘れは酷いものがある。また漢字が書けなくなったも
辛いものがある。俺は一体どうなるだろうか、不安で一杯である。

しかし、最近の物忘れは酷いものがある。また漢字が書けなくなった（の）も
辛いものがある。俺は一体どうなるのだろうか、不安で一杯である。

　Ｆさんは自分の物忘れとその程度に対しても理解していることが伺える。
このように、当院受診の前から物忘れのひどさは自分自身でも感じられてお
り、初診で見せていた姿とは大きく異なっている。
　だが、このようなつらい気持ちを、なぜこころの支援を行うはずの治療者
に話せないのか。これは私たち専門職にとって何を意味するのだろうか。
　これは、本人はわかっていても、それを表現できない理由があり、それに
よって周囲からは"自覚がない"と誤解されやすいということを示す事実で
もある。その理由は変えられないものだけではなく、変えられるものもある
だろう。実際に、このあとに変えられる部分を変えることによって、Ｆさん
は大きく変化することになった。
　そして、その変えられる部分、本人の可能性を専門職も含め周囲が理解し
ていないことが、またその理解していないことを自覚すらできていないこと
が、表現できない状況を変えられずにいる根本的な原因であろう。"自覚が
ない"はどちらであろうか。

・X－1年11月25日の日記

11/25　テニスはやめた！　もう十分やった。
　　　　ポイントのスコアも まちがうのに もう終った。

テニスはやめた！　もう十分やった。
ポイントのスコアもまちがうのにもう終（わ）った。

Fさんのように、こういった失敗体験をしたために、趣味活動や知人との会、地域の集いに出ていかなくなる場合がある。こうなると通常、「やる気がなくなってきた」などと周囲は説明するだろう。「恥ずかしく情けない、つらい体験をして行きにくくなったのだろう」と説明する家族は、外来でもまずいない。しかし、実態はどうなのだろう。

　周囲からの間違いの指摘など不用意な発言によって、恥ずかしい思いをして自尊心を傷つけられ、自信も失って人とのかかわりを避けるようになる認知症の人も多くいる。ひどくなれば、何もせずに家に閉じこもってしまうようになる場合もあるだろう。しかし、そのことを理解できている人が、専門職を含めどれだけいるのだろうか？　と感じている。多くの場合、認知症による「意欲・自発性低下」とだけで済まされているかもしれない。このまま放置して認知症だからとあきらめてしまっているのではないか。これでは認知症医療・ケアの可能性を自ら否定することになってしまう。

　・X年7月10日の日記

```
話が あめない。
かんじが カケない。

人と話をしていて、話が合めなくなった。
普通に話をしているのに、いつの間にか ずれてくる。

今の話をしているのに、いつの間にか 何年も前の話をしている。
時の 感覚が、ずれてくる。
　最近

金せん　がんり 能力がない。

かんじがかけなくなった。
```

話があわない。
かんじがかけない。

人と話をしていて、話が合わなくなった。
普通に話をしているのに、いつの間にかずれてくる。

今の話をしているのに、いつの間にか何年も前の話をしている。
時の感覚が、ずれてくる。
最近

金せんかんり態（能）力がない。

かんじがかけなくなった。

　当院受診開始の約３ヵ月後の日記である。時間の感覚のずれなど、認知症の人特有の体験が書かれている。これまでと同様に、失敗体験についてと、ダメになってきている自分に関しての内容が述べられている。

　認知症が進んできているこの時点でも、自分自身の能力低下の状況について、しっかりと理解している様子が見られている。

　そして、このあとのピアサポート参加によって、日記の記述内容がネガティブなものから変化を見せることになる。日記内容の変化を提示する前に、そのピアサポートの当院での活動状況について少し説明する。

８．当院認知症カフェでのピアサポート活動の実際

　Ｆさんに大きな変化を生んだピアサポートについて、当院でのその実践について少し詳しく述べてみる。当院でのオレンジカフェ（認知症カフェ）は週に１回の頻度で開催している。毎週金曜日の午前10時から午後３時までであるが、コロナ禍となってからは12〜13時の１時間の休憩を入れている。場所は当院敷地内の旧職員宿舎の一つで３部屋あるところを用い、そこでカフェを開いてピアサポートを行っている。このカフェは当院の認知症疾患医療センターが運営しており、毎回同センターのスタッフが参加し関与している。カフェ利用対象者は主に、当院もの忘れ外来通院中の認知症の人とその家族である。

　そして、カフェ利用の主目的は、当院通院中（特に診断後早期）の認知症

の人に対して、ピアサポートによる心理的支援を行うことである。カフェではゆったりと落ち着いた雰囲気の空間の中で、認知症の本人同士（あるいは家族同士でも）、リラックスして気軽に話せる場を提供できるよう努めている。そして、本人同士で想いを共感し合える機会、場所をつくることを大切にしている。

　ここで、当院カフェで認知症の人へのピアカウンセリングを行っている、認知症当事者の渡邊康平氏を紹介する。同氏は平成26（2014）年に認知症と診断され、その直後にうつ状態となり、3ヵ月で体重が23kg減少した。しかし、その後うつ状態から回復し、今はやりがいや楽しみをもって認知症とともに生活を送っている。そのつらい経験も生かし、診断の数年後から相談員を務め続けている。診断当初を振り返って、同氏も自分自身がもっていた悪すぎる認知症観によって苦しんでいたと言う。しかし、その状態から抜け出し、今は「認知症になってもできることで楽しんで暮らせばいい。認知症になっても不幸ではない」と語っている。

　このように、当院カフェでのピアカウンセリングは、当事者の渡邊氏らを認知症疾患医療センター非常勤職員の相談員として雇用する形で行っている。この体制に至るには、同じ当事者であり全国で講演活動を行っている丹野智文氏からの助言があり、相談員として当事者の非常勤雇用を決め、渡邊氏によるピアカウンセリング活動を開始した経緯がある。そして、現在も渡邊氏は元気な状態で活動を継続中である。

　当院の場合、カフェ利用の前には当院もの忘れ外来受診を経ることになるが、この外来ではまず本人や周囲の状況などを把握した上で、認知症のイメージの悪さ、偏見、誤解などについての説明を原則的に行っている。専門職側ができるだけ認知症の疾病観改善の努力をし、その上でピアカウンセリングを受けるのが望ましいと判断された人にカフェを紹介している。特に、軽症〜中等症の人で、葛藤をもち悩みやつらさを抱えていても、なかなか語れず悶々としているような人、こころに少し壁を作ってしまっているような人にはカフェへの参加を勧めている。一方、認知症がかなり重度な人や心理的防衛機制が非常に強い人の場合（例えば「物忘れは全然ない」と言う人など）

には、その状態のままではピアカウンセリングの効果を得ることが難しいと考えられる。このように、ある程度はカフェの参加者を選別しながら行っている。

　初回利用時には、外来診察終了後に本人、家族を院内にあるカフェにスタッフが案内し、個別に渡邊相談員による本人へのピアカウンセリングを行うことからピアサポートが開始される。初回のピアカウンセリングでは、渡邊相談員がまず自身の診断後の苦しい体験や想いを語る。それを本人が聴くことによって、つらいのは自分だけではないと感じることができ、孤独感が軽減し少しほっとして不安が和らぐ。そして、その苦しい状態を抜け出して長年に渡り相談員を務める渡邊氏の元気な姿に、希望を感じ前向きな気持ちに変わっていく。また、カフェを利用し続け、認知症を受け入れて楽しみややりがいをもって生きる渡邊氏ら当事者と接していくなかで、認知症のある自分を少しずつ受け入れていけるようになる人もいる。

　渡邊相談員の活動は、午前中は個々の当事者へのピアカウンセリングが中心、午後はグループでのピアサポートへの参加という状況になっていることが多い。ピアカウンセリングの場には家族も同席する場合がある（特に初回はその場合が多い）。夫婦でのカフェ利用も多いが、渡邊相談員の妻もカフェに参加しており、妻は主に配偶者と話をして同じ家族として相談も受けている。

　原則的に、前もって初回カフェ利用者についての情報を、渡邊相談員やカフェ担当スタッフに伝えていて、ピアカウンセリング活動に生かしている。また、毎回のカフェ終了後に、渡邊相談員らと担当スタッフでその日の振り返りを行う。さらに、その日の振り返りとは別に月に1回、当事者相談員夫婦を含めたセンタースタッフや医師などによる認知症カフェのカンファレンスを開催し、現在のピアサポートの状況について情報を共有したり議論したりしている。

9．Ｆさんもオレンジカフェ（認知症カフェ）に参加へ

　X年7月、当院初診から約3ヵ月後にＦさんは当院オレンジカフェに初めての参加となる。初回利用の際は、渡邊相談員の話をじっと聴いているが、Ｆさん本人はほとんど話をしていなかった。しかし、カフェ利用終了後のＦさんの感想では、「とてもよい話だった」と語っていた。

　そして、翌月の受診後に2回目のカフェ参加となる。その際の、渡邊相談員らとの会話の一部を提示する。

渡邊相談員（以下渡邊）：最近のな、僕がこちらのぶんに来かけて、4、5年。ここのこういうふうな仕事（相談員）始めて2年とちょっとぐらいかな？

スタッフ：おおかた3年になりますね。

渡邊：おおかた3年。うん。できたんです。丹野（智文）さんと会うた時はもう4年前です。それから、認知症とはこういうことかというのがきちんとわかってきたら、そんなら自分にできることを、何をやろうということで、その時に女房もずっとついて来とったし、認知症とはこんなことをできるし、今からでもできるということでな、そういうことがわかってきた。自分らしい人生を作っていくっちゅうか、そういうふうな、家の中も子どもらにもそういうことをわかってもらえた。認知症でもできることはできる。できないことはもう脳の中のぶんのが、これを変えれるような医学ができてきたら。

Ｆさん妻：ええのになあ。

渡邊：そうなってくるけど、それができるまではどうしようもな。どうしようもないからな。

Ｆさん（以下Ｆ）：私も軽度認知障害ということで……一時は悩んだ時もあったんだけど、こういう話を聞けたらすごい勉強になりますね。自分もやっぱり一度は落ち込みましたからですね、全然状況がわからない

ままですね。

（数分後）

F：私なんかね、認知症と言われて一時はすごく落ち込んでいましたからですね、なんかこういう話を聞いたら、なんかすごく元気をもらえます。

渡邊：もう少し医学が進んでいって、なくなっとるぶんまでまたどんどん積み上げていけるんがな、そんなんがあったらええなと思うけどな。

スタッフ：Fさんは診断を受けた最初のうちは、認知症のイメージというか、"ダメになってしまう"みたいなのがありましたか？

F：そうですね、あんまりよく当初は知らなかったので、ガクンと落ち込んでですね……なんとも言えない気持ちだったな。

渡邊：だんだんにな……

F：でもこういう話聞いたらですね、頑張りたいというかですね、ええ。

このように、初回に比べ2回目の利用時にはFさん自らも語ることが増えた。そして、ピアサポートによって、認知症に対するイメージがFさんの中で大きく変わってきている様子が伺える会話内容であった。Fさんの日記にもその気持ちの変化がみられるようになる。

ピアサポート利用後の日記内容の変化

・X年9月18日の日記

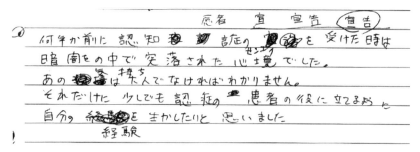

何年か前に認知症の宣告を受けた時は

暗闇の中で突（き）落とされた心境でした。
あの気持ちは大人（本人？）でなければわかりません。
それだけに少しでも認（知）症の患者の役に立てるように
自分の経験を生かしたいと思いました

　漢字が出てこなくなったり誤字が多くなっているようであり、認知症の進行がみられている。

　一方、これまで自分のことばかりに気持ちが向いていたのが、そうではなくなってきている様子も伺える。そして、記載内容もネガティブなものばかりでなく、認知症の人に役に立ちたいという前向きな気持ちが生まれてきている。

　これは何を意味するのか。次の10月の日記に、その変化してきている想いがさらに綴られている。

・X 年10月17日の日記

10月17日

にんちしょうに　なって　良かったこと。
妻の　やさしさに　ふれたこと。
友人が　ふえたこと。
人の　いたみが　わかったこと。
いっぱい　あるものだ。

私は人の心のいたみを感ずる人になりたい。

にんちしょうになって良かったこと。
妻のやさしさにふれたこと。
友人がふえたこと。
人のいたみがわかったこと。
いっぱいあるものだ。

私は人の心のいたみを感ずる人になりたい。

　「認知症になって良かった」と思えることが、Ｆさんのこころの中に生まれたことが示されている。これほどポジティブな内容の記載はこれまでには見られなかった。妻の優しさに触れたこと、友人が増えたこと、人のこころの痛みがわかったことなどへの感謝の想いが綴られていると感じる。

　認知症の人の心理的ニーズがその一部であっても満たされた時、その人が大きく変わる経験を筆者はしてきた。１年半前の「みんなには分ってもらえない世界」という孤独を強く感じているような言葉からは、大きく変化した内容である。また、これまでとはまったく違う方向から自分や周囲を観ることができるようになっている。そして、自己や周囲との関係性に対する捉え方に変化が生じてきているようである。それも良いイメージへと変化しているのが伺える。ピアサポートなどの心理的支援がＦさんを大きく変えたのだろう。

　以前は不安や恐れが非常に強く、自分のことで精一杯であったと考えられる。すると、どうしても自分の悪い部分のほうばかりをみてしまうことになる。しかし、その狭くなった本人の視野が広がったようである。そして、自己イメージや自己将来像が修復されてきているのではないかとも想像できる。前述の翌11月の診察でもみられたが、Ｆさんが自分自身の状況を受け入れられてきている側面が示されているとも感じる。

　ダメなところを感じてこころに痛み、苦悩のある状態の自分に寛容になり、そういうダメなところのある自分を受け入れられるようになってきている。また、「認知症になった自分だからこそわかることがある」という、自分の「可能性」にも目を向けられる視野の広がりを得たのかもしれない。

　そして、自分と同様にこころに痛みをもった人の役に立ちたい、人のこころの痛みを感じる人になりたいと思うようになったと考えられる。苦しい限界状況とも言える中で自己を超越し、認知症の人の、人としての成長が感じられる非常に貴重な文章であろう。

・X年12月17日の日記

12月17日（木）

私は私を　一つ　こえた気がする。
いつの間にか、私の回りに人がふえている。
いつの間にか、友人に　やさしくなっている

私は私をひとつこえた気がする。
いつの間にか、私の回りに人がふえている。
いつの間にか、友人にやさしくなっている

　Fさんは自分の成長を感じたのだろうか。いつの間にか以前とは変わっている自分に気づいたということであろうか。周囲の変化も感じているようである。

　人に対して優しくなっているということは、今の自分にOKを出せるようになり、そして周囲の人にもOKを出せるようになったということではないだろうか。この文章の中にも、自己像や周囲との関係性において、変化が生まれていることが察せられる。

10. 事例考察

　今回の事例の場合、当院受診前から本人が日記をつけており、本人の発言の背景を推察するのに大きく役立った。認知症の人は「初診時は本来の姿ではない」と言われている。[2] Fさんも初診時やその後しばらくの間の言動と日記の内容には大きな相違があった。この事例と同様に、初診時には物忘れなどの症状について、「たいしたことはない」「困っていない」などと過少に判断・評価しているような発言をする認知症の人は多い。その場合でも、それをそのまま鵜呑みにして「自覚がない」と決めつけてしまうのは危険である

ことがわかる。認知症の人にかかわる専門職なら、その発言の背景に何があるのかを考えて知ろうとする姿勢がまず重要である。

このように、自分自身のこころの体験を文章に書き記した例は数少なく貴重なものである。だが、実際には他の認知症の人の多くも、Ｆさんに似た体験や心情を有しているのではないかと考えられる。その心情についての理解が専門職には必要不可欠であろう。認知症の人が語ろうとしない背景には、以下のような心情が隠れていると筆者は考えている。

①自信低下と羞恥心、自尊感情の傷つき

自信低下からくる「恥ずかしさ」は、多くの認知症の人がしばしば感じているだろう。物忘れやできないことに対して、恥ずかしい、もどかしい、情けないなどと感じ、それを周囲に悟られたくない想いはあると思われる。「自尊心」が傷ついており、言い間違えるなどで指摘や注意をされて恥をかいたり、さらに傷ついたりしたくない気持ちがあるだろう。それで話すことを控える、あるいは躊躇させられるという場合があると思われる。

②周囲からの圧迫感（言いにくい雰囲気）、緊張感

診察の場、特に初診などで「緊張感」を感じることは想像に難くない。また、周囲からの「圧迫感」を感じたり、言い出しにくい雰囲気がある環境では、当然話しにくくなるだろう。

③警戒心、猜疑心

認知症の人は多くのことが「不確か」であり、事実と違うことを言って注意・叱責されるかもしれない、話すとどうとられるか、まずいことになるかもしれない、下手をすると入院させられるかもしれない、などさまざまな「警戒心」が働くこともあるだろう。

④自責感、負い目

家族などに迷惑をかけていると思うなど「負い目」や「罪悪感」があると、自分のつらい気持ちや困っていることなどが言いにくくなる。また、自分が話すことで、さらに家族に負担や迷惑をかけるのではないかと思ってしまうかもしれない。

128

⑤あきらめ、無力感

「どうせ言ってもわかってくれない」「相手にされないだろう」「話してもきちんととりあってもらえそうもない」などと思っている認知症の人は多いと思われる。このように、「あきらめ」や「無力感」「孤立感」「疎外感」などを感じて話すことをしない場合も多いのではないか。

⑥愛情

「愛情」から家族を心配させたくない、負担をかけるのはかわいそう、自分が我慢をしたら家族は助かると感じ、話さないようにしている場合があるかもしれない。家族への愛情から、「私がいなくなったほうが家族にはいいのではないか?」と思ってしまう人もいる。

　認知症の人が困ったことなどを語ろうとしない背景には、人それぞれであっても、このようにさまざまな心情が隠れていることが多いと思われる。Fさんも認知症は中等度であるが、心情の変化によって語れなかった本心を語れるようになっている。認知機能障害や心理的防衛機制以外にも、これらの心情があることで話しにくい状況になっている可能性を理解・把握すべきである。

　また、「愛情」を除き多くの場合、これらの心情自体が認知症の人にとって大きな苦悩となっているだろう。したがって、苦悩となるこれらの心情を、見えにくくとも知って理解し、緩和できるようになることが専門職には求められる。

　そして、そのためには、まず認知症の人との信頼関係を構築することが必要不可欠となる。その上で、その人に合った心理的支援、環境づくりを試行錯誤しながらでも行い続け、本人のつらい状況を少しでもよりよい状況へと変えていく。その心理的支援の中で、先述の「認知症観の改善」は重要かつ可能なものであり、特に告知前の認知症観改善が非常に重要と考えている(その改善を試みずに告知を行うことは、悪気はなくとも大きな苦悩を与える可能性を高めるだろう)。このように心情・心理への支援アプローチに努めていく中で、認知症の人が自分のつらい心情などを語りやすくなっていくと思われ

る。それにより、さらに本人の苦悩を軽減しやすい状況になっていくだろう。

　今回、Ｆさんが心情をオープンにできるほど、能力が低下した自分を受け入れられるようになったのは、筆者ら専門職の力ではなかった。「当事者」のもつ力によって、そう変わっていったと感じている。専門職としては少し情けないことであり、恥ずかしい事例提示かもしれないが、この事例を提示する意義は大きいと考える。認知症の人の心情・心理の「苦悩」の部分と、一方、認知症の人が潜在的にもつ「可能性」について、もっと理解を深めていかなければ、多くの専門職の力が宝の持ち腐れになってしまうからである。その理解のためには、実際より能力を低くみてしまうなど認知症の人への「負のレッテル」が、自分の中にもあることに気づくことも求められる。そして、認知症医療・ケアにおける視野を拡大し役に立てるよう、専門職自らの「可能性」にも気づく人たちが増えてくることを切に願っている。

11. 認知症ピアサポートの意義について——当事者による心理的支援

　認知症の人もさまざまであり、専門職による認知症観改善の説明などの心理的支援では、認知症観や自己否定感などが改善しない場合がある。そのような場合でも、Ｆさんのようにピアサポートの力によってそれらを改善し、自分を取り戻すことができるということを述べてきた。ここで改めて、そのピアサポートの意義についてまとめてみる。

　①孤独感や不安が和らぎ、あきらめから期待感へ
　認知症ピアサポートの意義は、まず当事者でないとわかりえないところがあるという点である。そして、対人関係において当事者自身がそう感じている場合が少なくないと思われる。そのため、当事者同士でないとなかなかこころを開くことができないという人もいるだろう。認知症ではない専門職からの勇気づけの言葉は "安易な気休め" になりかねず、余計に疎外感、孤独感や不安を強めてしまう場合もある。
　特にかかわりの当初は、本人は専門職に対して「話をしてもどうせわかっ

てはくれないだろう」などと、周囲の自分への理解についてあきらめの気持ちをもっていることが多いと想像される。このあきらめの背景の一つには、今もまだ専門職において認知症の人の心情・心理への理解が不足していることがあると考える。この理解不足があれば、実際に本人のこころのうちを想像したり察したりすることは難しくなり、わかりえないところだらけとなる。そして、理解・対応困難な存在として本人を捉え、そう感じてしまい、その気持ちが表情・態度に表れて本人側に伝わっていることが多いだろう。これは非常に残念なことであり、今後改善されていくべき大きな課題である。一方、専門職を含め周囲の理解が乏しい今のこの状況では、皮肉にもピアサポートの意義や価値がより高まることになると言える。

　認知症の人にとって話す相手が同じ当事者であれば、想いを語ってもわかってもらえるのではないだろうかと感じ、そのような期待感も生まれやすいだろう。また、当事者同士の会話の中で、同じような体験や想いを聴くことで、情けなさや歯がゆさ、悔しさや恥ずかしさなど、つらい思いをしているのは自分だけではないと実感する時を得られるのではないかと思う。これによって、心理的に周囲から自分だけが孤立している、見捨てられているように感じる孤独感や不安が軽減することになるだろう。すると、物忘れやできなくなったことなど能力低下への執着や不安も緩和することにつながっていくのではないか。そして、認知症への恐れ、能力低下へのこだわりや囚れがある人たちでも、そこからＦさんのように解放される可能性が生じてくると考えられる。

　②同じ立場の人から希望や勇気を与えられる

　認知症の人は、上述の周囲から理解されない自分のみならず、自分から見た自分（自己イメージ）についてもダメになってしまったように感じ、多くのことをあきらめてしまう場合が多い。しかし、ピアサポートの場で楽しく元気に過ごしている他の当事者に接し、認知症になっても、自分も楽しく暮らせないわけではないと実感する。すると、今の自分とその将来にも希望をもてるようになり、救われたように感じるようになる。これまでは自身の物忘れやできなくなったことなど、ネガティブでダメな部分ばかりに目が向き

自己イメージが悪化していた人でも、同じ立場にあって楽しみややりがいを
もって生きている認知症の人と交わって、気持ちが前向きになっていくこと
が少なくない。その人の話を聴いたり生きる姿に触れ、あきらめていた自分
も「こうなれるのでは」「こうなりたい」という可能性と希望を感じられるよ
うになる。ピアサポートによって、認知症とともに生きる希望と勇気を与え
られるのであろう。

　③専門職や家族の気づきを得る場となる

　そして、ピアサポートは現場にいる専門職や家族の気づきを促し、学びの
場ともなるという意義もある。ピアサポートの場では、認知症の人が普段話
さないような自分の想いを率直に語ったり、表情・態度に表出したりする。
その場にいる専門職や家族はそれらを見聞きし、これまでにはない内容の語
り、表情・態度などに触れて、気づきが生まれることになるだろう。これま
での日常の会話や姿からは知ることができなかった、認知症の人の想いや意
外な側面があることを知って、その人の理解が一歩進むことになる。そして、
いろいろな認知症の人から理解を得られる体験を重ねることによって、心
情・心理を含め認知症の人の理解を深められることになるだろう。

　また、本人の隠れた想いが理解できれば、その人の本音、あるいはそれに
近いところでの会話もしやすくなる。本人と専門職や家族の間にあったここ
ろの壁が以前より低くなり、本人は専門職や家族に対しても今までより素直
に想いを語りやすくなるだろう。そして、専門職や家族は、以前に比べ本人
の視点や立場に立ちやすくなると考えられる。このように、ピアサポートの
場は専門職や家族に新たな気づきや学びの機会を与える、とても意義深い貴
重なものと言える。

　以上のように、ピアサポートにはさまざまな意義があり、多くの価値を生
む潜在的可能性をもっていると言えよう。

　さいごに

　認知症の医療やケアにおいて、本当に役に立つ専門職を目指すには何が大

切かということについて、改めて考え直していただきたいと思い、最後に少し考えを述べる。

　認知症の人が生きていく上で障害や困苦となるものには、見えやすいものと見えにくいものがある。前者は認知障害、ADL（日常生活動作）障害、BPSD（行動心理症状）といった客観的所見で評価しやすく、後者は人として満たされていない心理的欲求、本人の心情・心理といった主観的で評価しにくいものである。筆者自身についてであるが、前者を追っていた自分は専門職として「認められたい自分」で、後者に目を向け支援している自分は認知症の人の「役に立ちたい自分」であると感じている。どちらの自分で満足するのか、どちらの自分が優位なのかは人それぞれだろう。

　高名な科学者の名言に「価値をはかれないものに価値があり、価値をはかれるものに価値がないこともある」というものがある。筆者の体験からも、後者の「役に立ちたい自分」が優位なほうが、客観的には価値ははかりにくくとも本当に役に立てる専門職になれる、そして仕事の満足感がより高くなると感じている。なので、認知障害、ADL障害、BPSDといった客観的所見、エビデンスで評価しやすいものを追う自分だけで満足するのはとてももったいないと、筆者自身は感じている。見えにくく評価されにくいものでも、本当に本人の役に立とうとすることで、周囲の私たちが貢献感・達成感を得て、意義や価値の高いかかわりや支援をしていることを実感・体感できると思う。そして、人としても専門職としても、これまでと違った高い誇りや自信をもてるようになると感じている。今後より多くの専門職がそう感じられるようになっていくことを願っている。

　しかし、現在の認知症医療・ケアの領域においては、認知症の人への負のイメージ、レッテルが抜け切れておらず、本人に対しできることがさほどないように感じている専門職がいまだに多い。そのため、まだ周囲の困りごとが優先されており、見えにくい本人のこころの欲求、苦悩や可能性などには目を向けられていないことが多いと感じ、それが非常に残念である。以前の筆者と同様に、専門職は自らがもつ認知症の人への負のレッテルに気づき、そして自分たちには本人の苦悩を和らげ可能性を引き出すという役割がある

ことを知るべきではないか。それが専門職自身の新たな可能性を生むことにもなる。

　そして、本来、医療・ケアの目的は、本人の病や障害による苦しみを和らげて不幸な状態を改善し、幸せな生活・人生に寄与することである。これは認知症医療・ケアにおいても同じはずである。認知症医療・ケアに携わる者は、それが誰のための何のためのものか、原点に返ってもう一度考え直すべきであろう。それによって視座を高くし、認知症医療・ケアの価値や成果を高めていく時期にきているのではないだろうか。

〔引用文献〕
　1）斎藤正彦「認知症診療における精神科の役割」『精神神経学雑誌』116巻5号、388-394頁、2014年
　2）繁田雅弘『認知症の精神療法―アルツハイマー型認知症の人との対話』HOUSE出版、2020年

第**5**章

患者のストーリーを紡ぐ

齋藤正彦

はじめに

　私は、精神療法家ではなく、精神病理学の素養があるわけでもない。私の今の外来は、9時、10時に初診を行い、その後、昼過ぎまでの間に15〜20人の再診をする。再診の診療時間は、1人の患者あたりせいぜい6、7分である。ここで取り上げる2つの事例のモデルになった患者は、いずれも20年近く前に初診した患者だが、当時も今も、私が1人の再診患者にかける時間はあまり変わらない。したがって、私の外来は、一般の医療機関精神科で行われている外来以上のものではない。精神科医としての私の技量も、同様である。

　私はここで、認知症の精神療法や精神病理について系統的なレビューを行い、その中に自分の臨床を位置づけるだけの時間も能力もない。以下には、このタイトルのゆえんと、私の認知症診療を方向づけた3人の臨床家の著作について触れ、私の臨床の基盤となるところを、読者の皆様に推測していただきたいと思う。

　「患者のストーリーを紡ぐ」という言葉は、1980年に大学を卒業して間もない頃に読んだ土居健郎著『方法としての面接』[1]にある、患者の「ストーリを読む」（土居はストーリと表記しているので、以下、土居の引用にはこの表記を

135

使う）に由来する。私は精神分析に興味があったわけでもなく、この本全体から何を学んだのかも思い出せないが、この小さな本のなかの、この言葉は、なぜか私の脳裏に長い間張りついて離れなかった。

　土居は、story という言葉は、history と語源を一にしており、日本語の話とか物語という言葉より意味が限定されているのだという。土居はストーリを、「何かある人物や事柄を時間的経過を追ってのべたまとまった話」と定義する。治療者は、時間的前後関係を配慮していない患者の話を、時系列の中に整理し直して、それをストーリとして聞かねばならない。こうした面接は、ストーリの主人公である患者の精神状態を理解するために非常に重要な視点を与える。この作業を通じて治療者と患者はある種の人間関係を結ぶ。人間関係のない人間理解はありえない。日本を代表する精神分析家であった土居は、患者との関係を排して客観的に観察し、精神症状を記述し、すべてを科学的、客観的に説明しようとする従来の精神医療のスタイルをはなはだしく非人間的だと批判する。

　私が認知症の臨床に従事するようになったのは、1988年、東京都立松沢病院に新設された「痴呆性疾患精神科治療病棟」なるものの担当医を命じられた時である。率直に言って、私はそうした方面に関心をもっていたわけではないが、始めてみると、優れたスタッフに恵まれたこと、時代が新しい認知症医療に注目していたこと等も相まって、この仕事は楽しかった。気づいてみれば、認知症診療が私の臨床の大半を占めるようになっていた。

　1991年に東京大学精神医学教室に戻り、松下正明教授の下で働き始めた私は、現在の黒川由紀子上智大学名誉教授、松田修上智大学教授と一緒に診療をするようになった。研究生であった黒川は、当時、認知症患者を対象とした回想法を日本に紹介しようとしていた。私たちは、東大病院の外来で認知症患者を対象とした回想法グループを開始した。参加する患者の1人が、東大の齋藤先生の会だから、という理由で東斎会と名づけてくれたこの会は、時間経過とともに少しずつメンバーを入れ替えながら、10年以上続いた。さて、グループを開始して数ヵ月が経った時、来週のテーマはという問いかけに対して、一人の患者が「物忘れについて」と声をあげた。私自身には、そ

うした中核的なテーマを扱うこころの準備ができていなかったから、内心、大きく動揺した。しかし、翌週、実際に蓋を開けてみると、私の不安をよそに、それまでになく、充実したセッションになった。そのセッションの最後に、一人の患者の口から出た、「物忘れは苦しいけれど、何も忘れられない人生はもっと苦しい」という言葉を、30年近くが経過した今でも、私はその時の患者の表情とともに鮮明に記憶している。こうして私の中で、毎週の回想法は、患者の記憶を活性化するためのセッションではなく、回想を通じて患者のこころと語り合う精神療法に変化していった。

　この回想法グループを精神療法的な場として中心的にリードした黒川は、著書の中で、高齢者の心理療法では、その語りを聴くことが中心的な営みとなると述べている[2]。また、別の著書の中では、高齢者の心理療法の基本姿勢として、クライエントの時間の有限性の認識、生きてきた過去と現在、経験してきた知人の死と自分自身の死のテーマの重要性を指摘している。さらに、意味の探求と意味からの解放という2つの方向の重要性を強調し、「高齢者の人生の意味を模索すべき、人生の統合こそ到達すべき最終目標だ」という見方は、若年者の過剰な思い込みである可能性があるとする[3]。

　1998年に刊行された小沢勲の『痴呆老人からみた世界—老年期痴呆の精神病理[4]』は、回想法での体験を通じて変わりつつあった私の認知症観に決定的な影響を与えた。小沢は、この本の前書きで、「痴呆老人自身の表現を読み解くことによって、痴呆に共通する不自由と、その不自由を生きるひとりひとりの痴呆老人の生き方、そして生活世界が交叉する地点で生み出される彼らの心的世界を解き明かす道を探る」ことの重要性を指摘している。小沢の視点は、認知症の精神療法などということを、精神科医のほとんどが考えもしなかった当時、革新的なものだった。

　小沢は、それまで、認知症医療の専門家たちが認知症患者の精神病理に関心をもたなかった理由を、「痴呆という病態が分裂病に比すれば極めて単純な心理機制によって構成されていると考えられてきたために、緻密な精神病理学的検討も、そのための特有な方法の発見も不要と考えられてきたのではあるまいか」と述べている。小沢はまた、別の著書で、「痴呆を病む人たち

が世界をどう見ているのか、彼らのこころのありかはどこにあるのかを推しはかり、彼らのこころに寄り添おうという志が、これまであまりに乏しかった。つまり、彼らを主語として語らせ、それを何とか聞き取ろうとする態度が抜け落ちていた」と指摘している。

　こういう経験や出会いを通じて、認知症の患者の話の中からその人のストーリーを紡ぐという、私自身の診療のスタイルができあがっていった。それがどういうことなのかは、これから述べる事例を通じて考え、感じていただきたいと思う。

　これから紹介する２例は、ともに診療を終了してから約10年が経過しており、患者、配偶者ともすでに鬼籍にあり、家族との連絡もできないので、事例発表について本人、親族の了解を得ることはできない。個人的なディテールを変更して、プライバシー保護に配慮した。

１．事例１「あなたは私の夫ではない。私の夫を探してきて」

認知機能の顕著な低下を伴わないカプグラ症状を呈した女性Ｇさん、初診時88歳

⑴　事例の概要

　患者は初診時88歳の女性、９歳年下の夫と２人暮らし。夫を別の人だと誤認するという症状を夫が心配して受診、Ｇさんに受診の理由を問うと、困ることはないという。

　Ｇさんは、九州生まれ、同胞５人中第１子、長女。第３子長男が物故、その他は健在。両親に精神医学的負因はないという。

　高等女学校を卒業し、海軍軍人と結婚するが死別。その後、９歳年下の現夫と結婚し、長男、長女を得る。Ｘ－23年、長女が結婚してからは夫と２人暮らし。夫はすでに定年退職しているが、健康で、年齢より若く見える。経済的な問題はない。長男、長女の家族は都内に在住。もともと、夫婦仲は悪くない。

初診時は、ADL（Activities of Daily Living：日常生活動作）、IADL（Instrumental ADL：手段的日常生活動作）は自立しており、朝昼の食事はGさんが準備、夕食は配食サービスを利用している。その他の家事は、夫婦で分担している。

　Gさんは20年前、乳がんで左乳房切除しているが、その他は健康で著患なし、日常的に服薬している薬剤もない。

　Gさんは、X－2、3年から、夫に向かって「あなたは夫ではない、夫はどこへ行った」というようなことを言い出した。決まった時間というわけではないが、1日の中でこうした訴えが出たり出なかったりする。初診3ヵ月前から急に症状が激しくなった。患者自身の言葉によれば、いつ変わるかわからないが、夫がいると思ったら、あっという間に別の人になっているという。

　X年7月26日、夫に促されて2人で初診。落ち着いて、合理的な会話ができ、認知機能の低下は目立たなかった。夫によれば、スイッチが入ったように「あなたは夫ではない、探してきてくれ」と言い出す。気分の変調を認めず、特記すべき神経所見なし、運動機能、睡眠、食事等にも異常は確認できなかった。

　Gさん自身は、一定の病感を保っており、「なぜだかわかりませんが、夫の言うようなことがあるようです」と述べる。さらに、「今日一緒に来ているのも主人ではありません。これまで3人ぐらいの人が主人と入れ替わった。私は主人と一緒に暮らしたいのに、主人じゃない人が家の中にいる」と述べる。

　初診時の頭部MRIは、萎縮、血管病変とも加齢変化の範囲で特定の変性疾患を示唆する所見は確認できなかった。成人用知能検査WAIS-RではVIQ＝87、PIQ＝92、FIQ＝89、知能指数に基づく知的水準は、年齢に比してよく保たれていた。意味記憶、抽象思考、視覚構成、精神運動速度等の下位項目で、他の項目より評価が低かった。高齢者用認知機能検査COGNISTATでは、見当識で重度障害、呼称で中等度障害、構成、記憶で軽度障害を認めた。ロールシャッハテストでは、抽象思考、知覚体系化の機能が低下し、全体を統合的に把握することが困難になっている、物事を自分流に解釈する傾

向がありうまく処理できないとなかったことにするような傾向、男性性への恐怖や性的葛藤の存在が示唆された。血液生化学、心電図では、特記すべき異常所見を認めなかった。

　臨床症状には、時によって消長する人物誤認以外、特記すべき異常所見なく、アルツハイマー型認知症、レビー小体型認知症（dementia with Lewy bodies：DLB）を積極的に示唆するような所見は確認できなかった。認知機能低下は否定できないが、正常加齢の範疇。88歳の女性としては知的能力をよく維持している。ただし、従来、完璧主義的な性格傾向があり、発症前後から日常生活上の失敗があると落ち込んでいたという。初診時診断はカプグラ症候群、鑑別診断として DLB を念頭に治療を継続しながら、定期的に認知機能の評価、身体スクリーニングを行うこととした。

　(2)　治療の経過

　夫が違う人に見えるんです

　・X 年 7 月28日

　ロールシャッハテストの際、心理士と 1 対 1 になった折、G さんは「夫が違う人に見えるんです、夫は変わってないって言うのですけど、それがわからない」と述べた。検査後には「主人とは別の人がいる。主人は変わっていないと言います。私がその人と話したことを、主人はみんな知っているのがその証拠だというのです。そのこと以外何も困っていることはありません。あと 2 年ぐらいしか生きられないと思うから、楽しく暮らしたいんです。精神病院に入れられたくない。何度でも通いますから治してください」と穏やかな口調で述べる。

　・X 年 8 月 8 日

　夫：1 日の大半を、自分のことを他人だと言う。「どうして黙って出かけてしまうのか？　早く探して来てください。でなければ生きていくのがつまらない」と言うので、時には探しに行くふりをして外出し、しばらくして帰るとなんでもなく迎えてくれる。

　G さん：なぜだかわからないけれど、主人の言うようなことがあるみたい

なのです。

医師：チアプリド（25mg）1 錠朝食後処方。

穏やかな日が増えた……私は痴呆だと思う

・X 年 8 月22日

夫：全体に、少し穏やかになった。

G さん：夫ではない別の人がいるのに、いないと言われる……テレビで「昔のことを思い出せない人は痴呆症だ」と言っていた。私はそれだと思う。

医師：診察中、夫を見ていて「あ、変わった！」というふうに変わって見えることがあるのなら病気なのかもしれないと話す。

G さん：安心した。

医師：チアプリド（25mg）2 錠朝食後に増量。

・X 年 9 月11日

夫：同じ状態が続いているが、ずっと穏やかな時間が増えた。

G さん：今朝も、ご飯を食べている時はよその人だったのに、先生のところに伺う直前に主人に戻っていました。夫には「おまえがそう感じているだけだ」と言われます。

医師：処方継続（剤型を25mg 2 錠から50mg 1 錠に変更）

・X 年10月 3 日

G さん：急に姿が変わって声も変わるけれど、主人が買ってきたもののことを知っているので、この頃は、同じ人かなと思うようになった。

夫：以前は、私ではないという時は、客用の茶碗を出したが、最近は、「変わった」と言いながら私用の茶碗を持ってくる。受診を嫌がらなくなった。

医師：処方継続

X 年中は、著変なく経過。

認知機能低下の顕在化

・X ＋ 1 年 1 月16日

物忘れ、判断の誤りが目立ち始める。掃除、洗濯はしているが、食事は宅配になる。

・X＋1年3月12日

歩行が困難になる、外出が困難となる。

・X＋1年5月

自宅で入浴中、急死。

(3) 事例の解釈

　夫と2人暮らし。これまでも、発症後も夫婦仲は円満だった。Gさんの症状に振り回されながら、夫は最後まで献身的に妻を支えた。初診2、3年前から人物誤認が起こるようになり、初診3ヵ月前から症状による夫への攻撃が激しくなった。初診の時点の神経心理学的検査は年齢相応で、ADL、IADLとも維持されており、落ち着いている時の夫との関係は今までと変わりなく、嫁いだ娘など他人がいる場所でカプグラ症状が出現することはほとんどなかった。

　夫はGさんより9歳若いが、2人が並ぶと実年齢以上に差が大きく見える。Gさんは、初診時から、心理検査以上に、自分の認知機能低下を恐れていた。カプグラ症状についても、病感を維持しており、心理検査をした心理士に対して、「何度でも通うので治してください」と訴えていた。初診後、まず、医師の説明を受けて夫が落ち着き、Gさんも少量のチアプリドで穏やかさを回復し、2ヵ月が経過した頃には「夫の言うことが正しいかもしれない」と語るようになり、実生活におけるトラブルはほとんどなくなった。初診後半年が経過した頃から、記銘力低下など認知機能の低下が顕在化し、10ヵ月後に自宅浴室で入浴中に死亡。

　この事例については、DLB等鑑別すべき疾患はあげられるが、88歳という年齢と症状の広がりのなさ、家族、本人の希望、確定診断後によるメリットなどを考慮して心筋シンチ等の検査は行わなかった。カプグラ症状、初診後半年ほどで顕在化した認知機能低下の基盤に、加齢による脳血管障害等器質的な要因が存在したことは事実であったとしても、85歳を過ぎた頃から自

分の身体、精神機能の低下を自覚し始めたＧさんが、9歳年下で若々しい配偶者との関係の維持に不安をもったという力動的なメカニズムでも症状の発症を十分理解できる。

　Ｇさんは初診後間もなく、「あと2年ぐらいしか生きられないと思うから楽しく暮らしたい」と訴えた。夫に対する嫉妬妄想等はまったく見られず、変身してしまう夫に対しても「早く、本物を見つけてきてくれ」と頼むばかりで、変身した夫に攻撃的になることは稀であった。認知機能低下、自分の死期について、Ｇさんの予感はほぼ正しかった。治療的には、短期間に夫が落ち着き、その結果、Ｇさんの不安も解消され、症状の有無が問題にならないような程度に緩和された。薬物療法の可否、要不要については検討の余地が残ったが、Ｇさんの突然死によって治療関係が1年に満たず、十分な評価ができていない。

２．事例2「私には字引がついている」

　経過中に何度か起こった抑うつ状態を夫とともに乗り切ったアルツハイマー型認知症女性Ｈさん、初診時76歳

(1)　事例の概要

　Ｈさんは、76歳の時、物忘れを主訴に初診。受診の予約は夫によるが、Ｈさん自身が物忘れを自覚していた。その後、定期的に外来通院、時折、抑うつ状態を呈したが、その都度、少量の抗うつ薬で症状は改善した。

　Ｈさんは、東京下町で生まれた。同胞なし、父は57歳の時脳溢血で、母は42歳で卵巣嚢腫のため死亡。生後間もなく関東大震災で被災、近県に移る。女子大の学生の時、終戦を迎え、戦後、女子学生を受け入れるようになった名門私立大学を卒業する。2年間歴史の教師をしたのち結婚、以後、専業主婦。2人の男子を得る。2人の息子が結婚後は夫と2人暮らし。キリスト教の信仰をもち、社会活動にも積極的で社交的な人。受診時も、教会関連の集まり、雑誌の友の会など若い頃からの集まりに加え、コーラス、プールでウ

ォーキング、絵手紙の講座などに一人で通っていた。飲酒、喫煙なし。特記すべき既往歴なし、初診時、服用していた薬もない。

H さんは X － 4 年、72歳の頃から物忘れを自覚するようになった。X － 3 年頃から、今、話していたことを忘れて、呆然とするようなことが起こった。

X 年10月18日、初診。H さんは、心配事などない、のんきに暮らしているが、新しいことを覚えられないと言う。「平成何年ですか？」という問いに、「そういうのを覚えられない。西暦を使っています」と返答する。夫は、物忘れはそれほど病的とも思わないが、最近、料理の味が不安定になり、ひどく辛かったり甘かったり、あるいは味がなかったりする。「まったくのんきで、それはそれでいいと思っているが、こちらがイライラしてしまう。料理の味が不安定なことを指摘しても、かまわないでしょと言う。物忘れはこの半年、急速に進んでいるように見える。どう対処すればいいのか知りたい」と訴える。

夫が料理の味が不安定になった、物忘れがひどくなったという話をしながら苛立ったそぶりを見せると、H さんの表情がみるみる硬くなりトイレに立とうとする。H さんは、検査のために心理士と 2 人きりになると、自分でもわかっている物忘れによる失敗を夫に指摘されることがどれほど悔しいかを涙を流しながら訴える。一方、医師と 2 人になった夫は、妻の物忘れは年をとったせいだと言いながら、妻の記憶を取り戻すために自分がどれほど努力しているかを語る。忘れたことは、ヒントを与えて想起させようとする、台所に入って妻の行動を観察し失敗しそうになると、すぐに教えず、自分で考えさせようとしているのだと言う。

初診時の印象では、記銘力、見当識など認知機能の低下は明らかだが、そのほかの精神機能はよく維持されているように思われた。H さんは、認知機能低下による失敗をあれこれと理由をつけて合理化しようとし、夫は努力すれば克服できると考えて妻を叱咤激励していた。2 人ともともとの知的水準が高く、感情を言語化できる。H さんは緊張高く、夫はやや疲弊した様子。

初診後の心理検査では、成人用知能検査 WAIS-R で VIQ ＝98、PIQ ＝110、

FIQ ＝104、高齢者用認知機能検査 COGNISTAT では、記憶、類似が重度障害であるものの、見当識、理解、判断を含む、その他の下位検査は正常範囲、ロールシャッハテストで、R ＝13と若干少ないが内容は豊か。豊かな資質と経験に根ざした社会的な判断力の高さが観察された。自己に対する関心は若干高めだが、社会の中に自分を位置づけることができていて、行動的で積極的に社会参加している生活のありようを裏づける。本来出してもよい感情を強く抑制する傾向があり、周囲に遠慮し、自分の感情を外に出さない。知的な高さ、感情の細やかさを伺わせる反応が多かった。脳の CT 検査では、年齢相応の所見のみ。

　以上から、アルツハイマー型認知症として治療を開始した。ドネペジルを開始、夫には、できることを手伝ってできなくしてしまう心配より、できないことをさせて、能力低下に直面させるようなことをしないように、失敗させないような支援、失敗しそうになったら、転ばぬ先に手を差しのべることが重要だと指導した。

⑵　治療経過
失敗を指摘されると血が逆上する
　・Ｘ 年11月 1 日
　Ｈ さん：失敗を指摘されても素直に認められずに血が逆流する。イライラするのが一番いけないと思う。物忘れについて、自分はあきらめている。
　夫：原因は私だと思う。こんなはずではないと思い始めてから、ついつい言葉がきつくなっていた。
　Ｈ さん：自分としては、もうあきらめている。
　夫：あきらめているようには見えない。私は、このままでもよいと思う。私は、彼女がこんなに物忘れを心配しているなんて思ってもいなかった。そんなにつらいなんて知らなかった。この人はアルツハイマーになっても幸せに天国に行ける人だと思う。
　・Ｘ 年12月13日
　Ｈ さん：週 1 回のサークルは、毎週場所が変わるので混乱する。迷ってし

まうので、駅で待ち合わせをしてもらっている。若い人とは楽しく付き合えるが、同年輩の人との付き合いがつらい。料理は楽しい。

・X年12月27日

Hさん：夫の言葉で悲しくなることがある。何を言われたか思い出せないのに涙が出るほど悲しかったということだけはこころに残る。「何度言ったらわかるの」とか。

夫：本人が忘れることに苦しんでいるのがよくわかる。迷子になって泣いてしまった夢を見たと訴えたことがあった。本人が苦しんでいたのは意外。自分だけが苦労して、本人はのんきなのかと思っていた。でも、努力すればやれることもあるのだと思う。たとえば、忘れ方のひどさと反比例していい絵を描くようになった。どんどんよくなる。これは、学習して記憶して進歩しているのではないか。

医師：努力を強要しないようにと夫にアドバイスした。

・X＋1年1月17日

Hさん：些細なことで動揺する。自分が仕えてきた親たちと同じようになってきた。全体を見ることができない。手を動かしたり、手紙を書いたりするよう、意識的に努力している。

夫：薬を飲み始めた頃は、物忘れの進行の早さに私が不安になっていたが、年が明けてそれがなくなった。慣れたということもあるかもしれないし、薬が効いているのかもしれない。

医師：本人の表情が明るくなり、話しぶりもしっかりしている。

不安が少なくなったような気がする

・X＋1年2月14日

Hさん：あまり気に病まずにのんきにしていられるようになった。不安が少なくなったような気がする。外出時に「あれ、どうやって行くんだっけ？」というのは相変わらず、ものを覚えられないのも相変わらず、でもそれを正面から受け入れようと思うようになった。

夫：道がわからなくなるから、出かけない、というようなことがなくなっ

た。怯えていることがなくなったように思う。「何とかなるさ」と行ってし
まう。

　・X＋1年3月13日

　Hさん：あまり落ち込まないようになったと思う。外出も積極的にできて
いる。友の会や教会の集まり。

　夫：初診の頃は、友の会をやめたいと言っていたが、今は楽しんでいるよ
うに見える。その頃は、乗り換えがあると怖がっていたが、今は、住んでい
る東京都R市から、以前住んでいた埼玉県Q市郊外の教会の祈祷会に1人
で行く。以前は、もう行けないと言っていたが、今は大丈夫のようだ。

　Hさん：あの頃はまったく自信がなかった。行って司会をするのがとても
苦しかったが、今はそうでもない。

　夫：妻に余計なことを言ったなと思ったら、手帳に×を一つ書く。このご
ろ×の数が減ってきた。

　・X＋1年5月8日

　Hさん：イライラすることが多い。素直になれない。

　夫：物忘れのためによその人とトラブルがある。そういう時にはイライラ
する。現在、定期的に参加しているのは、教会、友の会、コーラスの会、絵
の会。楽しんでいるが、責任を負わなければならない時にトラブルが起こる。
特に友の会。ほんのちょっと前のことを忘れる。私は少しずつ合わせること
を学んできたが、よその人はそういう理解がないので、オヤ？　っと思うこ
とがあるだろう。でも、昔より楽しそうにしていることもある。

　今まで通りの役割を果たそうとすると3倍の努力がいる

　・X＋1年6月5日

　Hさん：疲れやすい。4つのグループに参加。気持ちにゆとりがない時な
どはワーッと思ってしまう。友の会、以前住んでいた町の教会の祈祷会……
ここが大変、今まで通りの役割を果たそうと思うと3倍の努力がいる。コー
ラスの会、これは無条件に楽しい。絵の会は疲れる。

　医師：参加する集まりを整理しましょうとアドバイスした。

・X＋1年7月3日

　Ｈさん：生活のパターンが決まっているので楽。6時、近くの公園でラジオ体操、これで朝がキリッとする。23時に就寝、寝足りない時は午睡をする。こういう生活が大事だとつくづく感じるようになった。

　夫：1ヵ月前から物忘れがひどくなったと嘆き始めたが、明るく嘆いているのでまあいいかと思う。コーラス、絵を描くことなど、よいリハビリになっていると思うが、これと記憶は別物。

　大切なことを忘れていないか常に不安

・X＋1年7月17日

　Ｈさん：特に予定のなかった日、夜になって、何をしたのかまったく思い出せなかった。とってもびっくりした。

　夫：毎月参加していた以前住んでいた町の教会の祈祷会、負担になるので7月でやめると決めていたが、いざとなると牧師に言えないと本人が言う。

　医師：今所属している教会の牧師から話をしてもらうようアドバイスした。

・X＋1年8月14日

　夫：教会の祈祷会、司会を下りた。会員制のかかりつけクリニックの予約の時、女子大の同窓生3人と会えるよう毎回調整している。

　Ｈさん：物忘れが心配。大切なことを忘れていないか常に不安。記憶がなくなってくると恐ろしい。教会の司会の役を外れてほっとした。いつも心配して恐れていたから。

・X＋1年9月11日

　Ｈさん：家事は嫌いではないが、このごろ無駄が多い。

　夫：料理は（夫が一緒にするようになって）味は昔どおりになった。料理の盛りつけのバランスが雑になった。器の仕舞い場所がめちゃくちゃになった。日曜は教会、水曜日は絵の教室とコーラス、木曜は友の会で外出。この日は自分が炊事をするので、この日に器を決まった場所に戻す。忘れた、忘れたと嘆くことが減ったように思う。達観したのか、あきらめたのか。

　Ｈさん：こだわらないことにした。忘れたからって、ひどいことばかりで

はない。

・X＋1年10月4日

初診から1年が経過し、ロールシャッハテスト、WAIS-R再検査を実施した。WAIS-R では VIQ＝82（−16）、PIQ＝114（＋4）、FIQ＝97（−7）と言語機能を中心に低下が目立った。COGNISTAT では、記銘力障害の重度障害は前回通り、初診時重度障害だった類似はむしろ改善、理解が軽度障害に低下、その他の下位検査は正常範囲を維持した。ロールシャッハテストの反応数16に増加、本来もっている資質や能力を、病気があっても十分に利用できていた。心理的なダメージはあるが、そのダメージを感じながら現実を受け入れようとしている。ストレスとなるものに対しては、知性化して理解しようと試みることによって傷つかないよう防衛を図っている。大きなストレッサーとなる仕事から手を引き、過大な責任を負わないようにしたことは、よい影響を与えていると考えられた。

最初のうつ状態

・X＋1年10月16日

夫：検査のあとから体調を崩し、寝たり起きたりの生活。友の会で嫌な思いをする。同年輩のメンバーの1人が、物忘れを理由に妻を排除しようとする。私はやめろというのだが、妻はほかの人はいい人たちだから行きたいという。印象としては少しずつ進行していると思う。「すぐ忘れちゃうんだよ」と言って嘆く。

医師：心理テストが負担になったか？

・X＋1年11月6日

夫：相変わらず不調。身体も動きにくいし、気分も晴れない。10月第2〜3週が谷底、日曜日の礼拝やいつも楽しみにしているメサイアの練習も休んだ。10月下旬から元気になってきた。

Hさん：記憶が悪くなっているという自覚はあったが、心理テストをしてそれが裏づけられてしまったようでがっかりした。

夫：日常生活の中で、忘れちゃう、忘れちゃうという言葉が増えた。覚え

ることは僕がするから、何回でも聞けばいいと言っているのだが。

　医師：易疲労感が続く、寝汗をかき、食欲進まず。ミルナシプラン（15mg）1錠を14日分追加。

　・X＋1年11月27日

　Hさん：25日にメサイアが終わってほっとした。メサイアの練習は楽しいけれど、あとになると疲れる。

　夫：抗うつ剤を飲み始めて数日で元気になった。7日目ぐらいで、完全に復調したなと思った。14日飲み切りで中止しているが変化はない。メサイアは2時間もあったので心配したが最後まで出られた。去年より自信ありげに見えた。

　医師：ミルナシプランが切れたあとも好調を維持している。

　・X＋1年12月25日

　夫：この頃、忘れることを嘆かなくなった。「そんなこと覚えているわけないでしょ」と自分で言って笑っている。そのほうがいい。食器の置き場所は間違いだらけ。計画性がなくなった。皿の上に料理を上手に並べられない。でも仕上がりは何とかなる。週3日（妻が出かける日）は自分が料理をするので、この時、食器も元の場所に戻す。

　医師：前日は埼玉県Q市の教会でクリスマスイブのイベントに出席したが本人は記憶していない。

　物を忘れるのは他人に見えないし自分でもわからない

　・X＋2年2月26日

　Hさん：わからなくなっちゃって不安です。自分ではわからないけれど、いろいろなこと、間違っちゃって……不安で落ち着かない。今日は何日だったっけ、今日は何するんだったっけ、どこに行くんだったっけ……と考えると、おろおろしてしまう。

　夫：不安が気の毒……信仰があるのだから病気をしっかり受け入れてくれたらいいのにと思う。

　Hさん：癌があるとか、おできができたとか、目に見えるものがあればい

150

い。足が悪いとか、手が動かないとかなら他人にも見える。ものを忘れるのは他人には見えないし、自分でもわからない。

医師：教会、友の会、継続。親しい友達に、「私アルツハイマーだから」と言ったら「私だって忘れるわ」と言われて、言わなければよかったと思ったと語る。

・X＋2年3〜4月、風邪をこじらせ体調を崩す。ラジオ体操を休む。

・X＋2年5月21日

Hさん：メサイアの稽古、音はとれるが言葉が出にくい。賛美歌を歌ったり、教会や友の会の人たちと話をしたりする機会が多い。小さい会だと負担が大きい。

医師：ラジオ体操再開、楽しくできると話す。小さな集いである友の会の負担が強い、やめる方向で話しているが、なかなか踏ん切りがつかない。

・X＋2年6月18日

Hさん：今のことを忘れてしまう。何かしていても直後にやったのか、まだなのかがわからなくなってしまって不安。進んでいるんだなと思う。対外的失敗はないが、暮らしの中では自信喪失……夫に何でも聞くことにしている。サポーターがいるから安心。

医師：記銘力低下が進行している。洞察を維持している。合唱、絵、ラジオ体操など、夫以外との人間関係も豊か。

・X＋2年7月9日

Hさん：身体的には心配なことはない。記憶というものがなくなってしまった。大きな失敗はないかと聞かれても、それがあったかどうか忘れてしまう。忘れることは仕方がない、と夫が繰り返し言ってくれるので気持ちが楽。

医師：夕方6時に、これからラジオ体操だったっけ？　と夫に聞く。時間の見当識が崩れてきている。感情的には豊かな生活。

・X＋2年8月6日

夫：自分が風邪を引き、2週間具合が悪かったが、その間、妻はいつもより元気で頑張ってくれた。

Hさん：ちょっと前のことがわからない。何度聞いても頭に留まらない感

じ……よその人に迷惑をかけないようにメモをしている……。

　夫：メモの取り方が雑だから、あとから見ても何のことだかわからない。

　医師：雑なのではなく、メモをきっかけに引き出される記憶がないからそういうことが起こる。忘れるのではなく、覚えていないので、メモを書いても、その直後には何の話かがわからなくなる。メモのような方法で複雑な要件を思い出させることは不可能。

　・Ｘ＋２年９月３日

　Ｈさん：身体はだるいが、気持は落ち着いている。朝のラジオ体操を中心に生活のリズムができている。友の会の旅行、心配していたが、リーダーがあれこれ配慮してくれて、行ってくることができた。

　夫：８月20日から２泊３日で友の会の旅行、２週間前になって嫌だと言い出したが、友達が近所まで迎えに来てくれて、行くことができた。

　Ｈさん：３回乗り換えて東北本線で行くということを考えただけで尻込みした。

　夫：親しい友達２人が本人の病気のことをとてもよく理解してくれる。

　Ｈさん：私にはサポーターがたくさんいます。

　医師：ラジオ体操、友の会、コーラス、教会、相変わらず活動的、各々のグループにサポーターがいる。

　神様、もう十分です、早く死んでしまいたい

　・Ｘ＋２年11月６日

　Ｈさん：物忘れがひどくてひどくて……ああア、年をとっちゃったんだなという毎日。もうどうしようもない。

　夫：頭が壊れてしまったと嘆いていることがある。

　Ｈさん：少しずつ忘れることがひどくなっている。一方で、みんなが通る道のモデルを示しているのだ、恥ずかしいことは何もないのだとも思えるようになった……つらくても一晩眠れば忘れてしまえるということはいいことだと思う。

　医師：１年前、心理検査をきっかけに、「これで疲れ果てた」「なんだかも

ういいやという気持ちになってしまった」と、一時調子を崩したので、時間をかけ、慎重に再評価。

・X＋2年11月13日

（以下は、6日の続きで心理検査の後半を施行後、心理士との会話）

Hさん：今日はとても具合が悪かった。具合が悪いと言っても、頭が痛いとかいうことではなく情緒不安定なんです。物忘れのことを考えると、日に何度も「神様、もう十分です、早く死んでしまいたい」と思うが、家族には死んでしまいたいなんて言えない。教会関連の仕事は大変だと思うこともある。でも出かけないと、「もう十分」ということばかり考えてしまいそう。（何年か前）足が重く感じたり、若い頃とはどうも違うなと思い始めた頃から、きっと物忘れは始まっていたのだと思う。今はともかく、何でも忘れてしまうのがつらい。

心理検査結果 WAIS-R は VIQ＝97、PIQ＝106、FIQ＝101、COGNISTAT は記憶の重度障害、見当識の低下、判断は若干低下、類似は正常域まで改善。

11月末、メサイアの舞台が終わる。一緒に歌った仲間や聞きに来てくれた友人からたくさんの花束を贈られる。

私の幸せは、私がなくしたものはみんなこの人が預かってくれている

・X＋2年12月25日

医師：気分は明るい、穏やかな表情。

Hさん：どこか、深いところであきらめているんじゃないでしょうか……あまり悩まなくなりました。昨日のイブは1人で4回乗り換えて、以前住んでいた埼玉県Q市の教会まで往復しました。これが最後だと思いました。

夫：記憶障害は進んでいるが、けろりとしている。いつも楽しい「今の人」。

・X＋3年3月26日

Hさん：ぼけてしまって電車に乗っても「あれ、間違いだ」ということがしばしば。慣れたところなら1人で行ける。約束はしないことにしている。忘れるから。

夫：「私には宝物がある」と言われた。なんだい？　と聞いたら「忘れるという宝物」と答えた。感動した。3ヵ月前までは「情けない」、「ああどうしよう」といった独白が多かったが、このごろ言わなくなった。

Hさん：若い時は繰り返し努力したが、今は繰り返し覚えようとしても釘が刺さらない感じで、そのたびゼロ。もうこれは聞くしかしょうがない。私の幸せは、私がなくしたものはみんなこの人が預かってくれていると思って安心できることです。

夫：50年一緒に暮らして、今が一番楽しい。病気は不運であるけれども。

気が狂いそうになるほど何もかにもわからなくなってしまった……

・X＋3年4月23日

Hさん：身体は健康ですが、頭のほうが……不安です。大丈夫だ、大丈夫だと自分に言い聞かせています。ひどくなっちゃったなとつくづく思います。自信がなくなってしまって……忘れるおかげで悩みがたまらないのかな……忘れることの功罪というか……ものを借りたりしないようにしている。

夫：半年ほど前から、朝起きると「私はいくつ？……長生きしすぎちゃった」というようなことをしばしば言うようになった。私が知らない子どもの頃の話を問わず語りにすることがあるが、わからないのでついていけない。

・X＋3年5月28日

Hさん：気が狂いそうになるほど何もかにもわからなくなってしまった……考え出したらおかしくなるので考えないようにしている。

夫：忘れることを嘆いたり、開き直ったり落差が大きい。こころから喜んでくれるこころの動きがあることがうれしい……忘れるために、喜びをその時にかみしめる。翌朝になると、前の日のうれしさを思い出せず、楽しさを育てられないのがかわいそう。

Hさん：もう損得なんてものがない歳になったからいいようなものの、本当にひどい（涙を流しながら）。ここに来ることができて本当に救われた。こんなにみんなに迷惑をかけるぐらいなら、人との交わりを絶ったほうがいいのではないかと思うこともある。

・X＋3年6月25日

Ｈさん：いつも付き添い（夫を指す）がいるから安心していますが、友の会はそうはいかない。友の会はもうやめようかと思う。記憶の部分でわからなくなる。勇気を出して何でも聞くことにしているけれど……ああ、記憶の装置がだんだん壊れていくんだなと……不安というより恐怖というか……それほどおおげさなことではないでしょうけれど……。

夫：回想することが多くなった。楽しそうに昔の話をする。そういう時は、暮らしのアイディアも充実する。この2週間は私が支えられた。古い話をし、いろいろなことを思い出し輝き始める。

Ｈさん：昔はいろいろなことに関心をもち、知識を広げていったけれど、今はそれができない。まあいいや、私には字引がついているからいいや、と開き直った。夫は「僕の脳を使いなさい、わからなければ聞きなさい」と言ってくれる。

医師：ラジオ体操、週1回2時間のメサイア練習、教会、ミサのあと婦人会の読書会の参加を継続。自転車で買い物にも行く。

二度目のうつ病エピソード、もう生きているのがいやになる、もう十分

・X＋3年7月23日

Ｈさん：もう生きているのがいやになる。もう十分。今は生きる意味がわからない。「年をとると、ああなるんだ」って他の人が思うためだけに、自分は生きているとしか思えない……それでも仕方がない、生かされているんだ。

夫：役に立たない、誰かに何かしてあげているという実感がもてないという。

Ｈさん：友だちができない。対等に付き合える人がいなくなってしまう。助けてもらうばかりの生活は嫌。聞けばみんな親切に教えてくれるけど……それだけでは意味がない。

医師：抑うつ気分、情動やや不安定。ドネペジルに加えミルナシプラン15mgを処方（1週間で落ち着きを取り戻し服用中止）。

・X＋3年8月16日

Hさん：つかみどころなく忘れてしまう……何もなくなってしまう。どうしたらいいのでしょうか……まったく空っぽになってしまう。

夫：僕が考えても、この人の、この怖さはわかってあげられない。

・X＋3年9月24日

Hさん：これからどうなるのだろうと不安。

夫：何か言うとおびえたような顔をする。

Hさん：私は、怒りっぽくなった。

どう聞けばこの頭のモヤモヤがとれるんだろう

・X＋3年10月22日

Hさん：自分が今、どうなっているのかがわからなくていつも不安。だるい、かったるいという感じ。

夫：一緒にやっていた料理ができなくなった。

Hさん：笑っちゃうほどわからない。

夫：笑っちゃってくれる時はいいが、うつむいてわからないと言う時は困る。

・X＋3年11月15日

夫：駅からクリニックまでの道で自信がなさそうにする。場所の見当は確かにわからなくなっている。それで心細いのだと思う。近所の買い物はできる。家計簿も僕が手伝ってつけている。

Hさん：私の頭を使え、何でも聞けと言ってくれても、何を聞けばいいのかわからなくなった……どう聞けばこの頭のモヤモヤがとれるんだろうと考える。

医師：毎週水曜日18：30〜20：30のコーラス、休まず継続。5年がかりでメサイアを仕上げ。11月にコンサート、立派にやれてうれしかった（夫）、歌うと血の巡りがよくなる（Hさん）。次の年から2年計画でハイドンのミサ曲を練習する予定。

三度目のうつ病エピソード、こんなに長生きするつもりじゃなかった

・X＋4年4月1日

夫：「天国はまだか、まだか」と言いながら1年以上が過ぎている。

Hさん：どうしようもなく忘れてしまう。

夫：忘れているのにいいことがあると、熟した言葉で人を褒めたりコメントしたりする。すばらしいと思う……僕には、これほど忘れているのに、こうした精神生活ができるということが理解できない。

・X＋4年5月6日

夫：4月下旬に卵を落として割る。ぬれた床で滑って腰を打った。この前後から元気がない。「こんなに長生きするつもりじゃなかったのに」と言う。

翌日、整形外科受診、検査結果は異常なし。しかし、このあと腰の痛みが続き、杖歩行、ラジオ体操を休んでいる。

医師：ミルナシプラン（15mg）1錠再開。

・X＋4年6月3日

夫：ミルナシプラン1週間で元気が戻った。整形外科の先生にも表情が明るくなったと言ってもらったので1週間で中止。

医師：腰痛は訴えなくなったが、膝の痛みが起こり、引き続き杖歩行。

後ろに私の半分（夫）がついていると思うと元気を出さなければ

・X＋4年8月26日

足の痛みは引いたが、左足を庇うような歩行。ラジオ体操を再開、毎日通っている。

Hさん：ああそうか、わからなくなるってこういうことか……と思う。密かにめそめそしていますが、後ろに私の半分（夫を振り返る）がついていると思うと元気を出さなければ……。

──コーラスは？

Hさん：歌は不思議に忘れない。これを忘れたらどうしましょう……。

──友の会の旅行は？

Hさん：行って楽しかった。リラックスできた。

夫：直前まで嫌だ嫌だと言っていたが、迎えに来てもらって出かけ、帰ってきた時は機嫌がよかった。あれこれ上手に迷惑をかけられるのはすばらしい。

Hさん：それだけ、一目見ればわかるぐらいぼけてしまったということ。パーになっちゃったから、一目見れば周りの人が気づいてしまう。

・X＋4年10月14日

Hさん：自分でも進んでいると思います。友の会や教会で話をしていてもなんだかわからないことが多い。

夫：会話をしている時、相手の話をフォローできない。その場は楽しそうに取り繕っているが、終わると疲れ果ててしまう。

Hさん：疲れます……このごろ……なんだか疲れます。

夫：会員制のクリニック、待合室の井戸端会議についていけず、自分から時間をずらすようになった。

神様は何か残してくださる

・X＋4年12月9日

メサイアが終わったが、Hさんはそのことを覚えていない。

夫：今年は、余裕の公演でした。

Hさん：なぜ歌えるんでしょう。音符を見ていると、忘れることを忘れて歌える。こんなに忘れているのに音はとれるんです。アルトなんですけど……神様は何か残してくださる。

夫：客席から見ていても高揚しているのがわかった。コンサートの後も2、3日それが続いた。ずっと続くといいと思ったけど（笑）だめでした。NHK学園の絵手紙教室、付き添うようになった。もともと10歳年上の姉が通うのに付き添って行っていたが、姉が歩けなくなったあとは1人で行くようになり、いつの間にかやめてしまった。

Hさん：付き添いがありますから、また通えます。

医師：前回メサイアから1年を無事に乗り切る。

・X＋5年1月6日

Ｈさん：トットコトットコ忘れます。

夫：私の脳を使えと言ってきたが、半年ほど前からは、私のほうが入って
いかないとうまくできない。

Ｈさん：ひどいと思います。全然覚えていないんですから……。

一人で自転車で買い物に出かけ、10分ほどのスーパーまで来て、何を買い
に来たのかを忘れ、やがて何をしに来たのかもわからなくなってうろうろし
てしまった。

Ｈさん：本人がわからないんだから、夫にわからなくても仕方ない……あ
まり頭を使わせすぎて先に死なれたら困るから……。２本目の角を曲がれと
教わっても、頭の中に地図が思い浮かべられない。

昨日を忘れるから明日もない、『俺たちに明日はない』です

・Ｘ＋５年３月２日

Ｈさん：調子を聞かれても、良かったか悪かったかを覚えていないぐらい
ひどい。長く生きすぎちゃった……昨日を忘れるから明日もない、『俺たち
に明日はない』です（笑）。今しか、今日しかありません。

友の会はメンバーの支えで継続している。

Ｈさん：送り迎えしてもらったり、みんなの負担になりたくない。やめた
いなという気持ちが７割……もういい、と思う。会場が毎回変わる。そのた
び気を遣ってもらうが、そうまでして続けることはないかとも思う。友だち
との交際が深まらなくなった。私に探究心がなくなったからかなあ……。

・Ｘ＋５年３月30日

友の会、退会届は出さず、自然に消えることにした。

Ｈさん：道がわからなくなって外出するのが苦しくなった。人と会うこと
の楽しみが減った。教会は祈りで、合唱は音楽で１つになれる。生活にはみ
んないろいろな事情を抱えているけれど。

・Ｘ＋５年７月〜Ｘ＋６年１月

合唱（自宅から300m）、ラジオ体操（自宅から200m）に１人で通う。NHK
学園（自宅から300m）は夫が付き添い。

夫：合唱に行く時、家を出てほぼ一直線なのに方向を間違えることがある。バスに乗って10分の教会に行くのも、最近不安だという（「時と場所がわからなくて苦痛」というメモがあった）。

500mほどの行きつけの店に買い物に行き、帰路、道に迷う。自宅から店までは行けるが、店から出てきて家の方向がわからなくなったらしい。夫に向かって「店を出てどちらに行けばいいかわからないのは、不安というより恐怖、オロオロしてしまう」と言う。

家から5分のところに買い物に行こうとして反対方向に行ってしまい、2時間後に疲れ果てて帰ってきた。

・X＋6年6月23日

——苦しいことは？

Hさん：それが感じなくなっちゃったような気がする。幸せなのか不幸せなのかがわからない。

——調子は？

Hさん：夫に聞いてください……私のコーチに聞いてください。

医師：合唱の練習、教会は友達に支えられ、ラジオ体操、NHK学園の絵手紙教室は夫が付き添う。

・X＋6年7月14日

Hさん：元気になった。食欲旺盛。合唱、キリエ（注：キリスト教のミサ曲）の練習が始まった。自宅から300mほどだが、方向を間違えないように夫が送る。帰路は友達に方向を教えてもらって一人で帰ってくる。

夫：夢の中でどこに行ったかわからなくなってしまったと訴えた。

忘れてくれるから助かる、いちいち傷ついていたら大変、神様は優しい

・X＋6年9月8日

夫：珍しく、行き先も言わず出て行って迷子になった。1時間ほどして親切な人が電話してきてくれて私が迎えに行った。「おかげさまで命拾いしました」と本人が泣きながら頭を下げた。電話番号をその人に見せたが、自分で電話して助けを求めようとはしなかったらしい。

医師：夫から「一人で外に出さないほうがいいでしょうか？」との質問を受け、「心配しても、考えても埒が明くわけではありません。迷ったら、エイ、ヤッ！　でやってしまえばよいんです」とアドバイスした。

・Ｘ＋６年10月６日

Ｈさん：私はいたって何でもございませんが、夫には大迷惑……じゃないかと心配しています。

夫：迷惑なんかじゃないよ……迷惑じゃないんだよ……でも心配、スリル満点……でも迷惑なんかじゃないんだよ……忘れてくれるから助かる、いちいち傷ついていたら大変、神様は優しい。

バスで教会からの帰路、乗り越して迷子になる。偶然知人に会って送ってもらった。バスを乗り越してしまうと終点まで行き、いつもそこから歩いてくるが、今回は終点から逆方向に歩き出してしまって迷子になった。最初に歩き出す方向を間違えると、途中で修正できない。止まるとか戻るとかといったことをしない。

合唱は夜練習がある。隣で歌う人が、楽譜にマーカーで自分のパートを間違えないように印をつけてくれる。家から300mほどの１本道、夫が送っていき、帰りは仲間が方角を間違えないように方向を示し、電話をもらった夫が通り過ぎぬよう家の前で待つ。夫は「みんなに助けられてやっている」、本人は「お世話になったことを忘れちゃうから気にならない」と話す。

・Ｘ＋７年２月９日

――体調は？

Ｈさん：それがわかれば苦労はないです。鈍さ満点です（笑）……忘れることが困ります。

夫：絵を描くことが億劫になってきているようだ。絵葉書を描いても出さなくなった。

この人は忘れてくれて許してくれるが、私はいつまでも後悔している

・Ｘ＋７年２月23日

夫：私が我慢できずに腹を立ててしまうと、「忘れるんだから仕方がない

でしょ！」と妻も怒る。翌朝になると、この人は忘れてくれて許してくれるが、私はいつまでも後悔している。

・X＋7年3月30日

夫：日常的な失敗を注意してもすぐ忘れるし、言われれば嫌な気分になるのはわかっているのに言わずにいられないことがある。

Hさん：傷つくのは私ではなく夫です（笑）。ああ、まだ私のぼけ具合がわかってないなってことですよね。

夫：いつだか先生が言ってくださった、「エイ、ヤッ！」が効きました。迷う時はやってもらうことにしています。

・X＋7年5月25日

ラジオ体操継続、一人で参加、体操のあと広場を2、3周して帰ってくる。夜はよく眠る。30〜40分昼寝、掃除、洗濯は自分でするが何かが抜ける。食事の世話は夫。介護保険申請。

・X＋7年6月22日

夫：先週、知人の女性に付き合ってもらって久しぶりに信州の温泉へ。風呂にも付き添ってくれたので楽しく行ってくることができた。合唱、リーダーとお仲間が連絡帳を作ってくれた。妻も大事に持って帰って来るので事情がわかる。

Hさん：身体は元気です……首から上だけ付け替えられないでしょうか。

・X＋7年10月19日

毎朝、夫に見送られてラジオ体操、午後、夫と2人で買い物、夕方再び夫と散歩。水曜、土曜夜に合唱の練習、Hさんはこれを「夜楽」（やがく）に行くと言う。日曜日はバスに乗って教会、時々道に迷う。

Hさん：忘れてケロケロ。

夫：それがありがたい。

Hさん：私はみんな忘れちゃうけど記憶係の夫は忘れられないで大変な思いをする、片思いです。

X＋7年11月中旬、夫が体調を崩して突然入院、患者は1ヵ月間、筆者の病院に入院。これを機会に夫の認知機能、体力低下が顕在化、患者の病状進

162

行のために短期間の入院を繰り返すようになり、Ｘ＋８年、夫とともに施設入所。

(3) 事例のまとめ

72歳で発症、76歳で初診後、１ヵ月に１度のペースで通院、84歳の時、主介護者の夫の認知機能、身体機能低下がきっかけになって施設に入所。

Ｈさんは終始、記銘力低下やその他の能力低下を自覚しており、しかも、それに対する自分の気持ちを的確に言語化できた。実際に、筆者はこの患者の描写から、アルツハイマー型認知症患者の神経心理学的症状が主観的にはどのように感じられるものなのかについて多くのことを学んだ。

Ｈさんは自分の症状を完全に受け入れたわけではなく、症状の進行に気づかされるようなエピソードに出会うたびに、受容と否認、反発の間を揺れ続けた。受容と言ってもこころから安んじて受け入れているかに見える時と、諦観に基づいて開き直ったように見える時があり、おそらくはその両方が混在していたのだと思われる。症状の受容を促す、という治療者の態度は、疾病、障害による患者、家族の衝撃の大きさを十分理解できない者の傲慢に過ぎない。

Ｈさんは経過中２回、些細なきっかけで、通常の悩み方とは異なる明らかなうつ状態に陥り、具体的な希死念慮を口にした。２度とも少量の抗うつ薬を処方したが、うつ状態は受診後間もなく軽快し、いずれの時もごく短期間で終了した。抑うつ状態の改善は、抗うつ薬の直接の効果というより、現在の気持ちが、薬で治療すべき病的な気分であるというメッセージが処方によって本人に伝わり、かえってＨさんを安心させたものと思われる。

Ｈさん夫妻の経過は、２人の高い教養と衰えぬ社会的関心、Ｈさんが培ってきた豊かな人間関係、２人の間の強い信頼と愛情によって奇跡的に可能になったものである。在宅生活破綻のきっかけは、夫の身体疾患による入院中に顕在化した認知機能の低下と身体機能の低下であった。この時、Ｈさんは84歳、夫は90歳。２人の子どものうち１人は経過中に身体疾患によって亡くなっており、１人は外国に住んでいた。高齢の夫婦の睦まじい生活は、傍目

には何の問題もないように見えたが、実際には、歯車1つが狂えば一気に崩壊するほど脆弱なものであったことを身に沁みて知ることとなった。

おわりに

　精神科の面接において、「ストーリを読む」ことの重要性を指摘した土居[1]は、器質的精神障害の場合は、ストーリが読めない、あるいは、読めたとしてもそれは病気のストーリであって、本人のストーリではないと述べている。土居が活躍した時代、神経病理学の専門家を除けば、認知症の臨床に関心をもつ医師は少なかった。自分の意思で治療を求めて医療機関を受診する認知症患者は稀だった。医療の側でも診断が済めば、あとはなすすべもなく、精神科医が診察する認知症患者は、すでに会話もままならないほどに認知機能が低下し、行動心理症状の激しい患者ばかりだったから、精神療法はおろか、診察時に家族の話ばかりを聞いて、患者とはほとんど会話をしないような医師も珍しくはなかった。

　そういう認知症医療の在り方を変えたのは、1999年の塩酸ドネペジルの登場だったと思う。この薬の登場によって、精神科、神経内科のみならず、広く日常診療を担う医師たちが、比較的早期から定期的に患者に接するようになり、患者、家族の側にも医療機関に通うインセンティブが働くようになった。年余に及ぶ定期的な外来診療を通じて、医療者は認知症を病む高齢者自身の言葉に耳を傾けるようになり、画像や心理テストだけでは知ることができない認知症の生活障害のメカニズムを理解し、患者の主観的な苦しみに共感できるようになった。

　2004年の痴呆症から認知症への呼称の変更も診療の在り方を変えるための追い風となった。目の前の患者に「あなたは痴呆です」と言うことには心理的な抵抗が大きく、直接的な表現を避けようとする不自然な配慮が患者との会話を歪めた。さまざまな批判もあったが、認知症への呼称変更で、患者との会話は格段にしやすくなった。

　黒川・松田と私のチームは、こうした時期に、大学を離れて小さな研究所と診療所で臨床を継続した。ここで紹介した事例はこの診療所で初診した患

者である。私たちは、この診療所で多くの高齢者、認知症患者と向き合い、その言葉に耳を傾けた。認知症の患者は、土居のもとに精神分析を受けにきた患者と比較すれば、自分自身を語る能力が低いかもしれない。しかし、彼らが語るのは、「病気のストーリであって、わかってほしいのかほしくないのかということをめぐって展開される本人自身にかかわるストーリではない」という土居の指摘は当たらない。器質性精神疾患患者の心に浮かぶのは、「不安というよりもむしろ一種の困惑ないし戸惑い」であるという指摘は一面では正しい。記憶を失った認知症の患者は、約束をたがえたことを責められても、自分が忘れたということを自覚できず、本当にそんなことを言われたのだろうかと困惑し戸惑う。しかし、その困惑や戸惑いの底には、アイデンティティの根幹にかかわる実存的な不安がある。

　認知症の患者と真摯に向き合えば、どんなに進行した患者であっても、その言葉の端々に、悲しみ、苦しみ、不安を読み取ることができる。私の診療は、精神療法家のように、患者のストーリーを聴くのではなく、患者との会話を重ねながら、ともに患者のストーリーを紡いでいるのだ。患者のストーリーは認知症の原因疾患に寄らず、一人ひとりそれぞれに違う。私はその不安を操作しようとはしないし、できもしない。ただ、そのストーリーを一緒に紡ぎ続ける。私たちの目の前にいるのは、支援される客体ではなく、生きる主体であることをどんな時も忘れてはいけない。

〔文　献〕
　1）土居健郎「『ストーリ』を読む」『方法としての面接―臨床家のために』42-53頁、医学書院、1977年
　2）黒川由紀子「高齢者に対する心理療法(1)」齋藤高雅、高橋正雄編著『中高年の心理臨床』137-150頁、放送大学教育振興会、2014年
　3）黒川由紀子「高齢者の心理療法」黒川由紀子、齋藤正彦、松田修『老年臨床心理学―老いの心に寄り添う技術』99-144頁、有斐閣、2005年
　4）小沢勲『痴呆老人からみた世界―老年期痴呆の精神病理』岩崎学術出版社、1998年
　5）小沢勲『痴呆を生きるということ』岩波新書、2003年

あとがき

　本書は、はしがきでも触れられているが、認知症の人の思いを大切にした
アプローチを試みようという趣旨に賛同した５人の精神科医が平成27
(2015) 年から年に数回、都立松沢病院の院長室で事例を出し合って検討し
た内容の、現時点での報告である。この本のサブタイトルに精神病理という
用語を用いているが、その意図について述べておきたい。

　日本の精神医学の歴史において、統合失調症の人を理解するための手だて
として精神病理学が花形であると思われた時代があった。わが家の本棚の最
上段に東京大学出版会から刊行された『分裂病の精神病理』という全16巻の
書籍が並んでいる。1972年に第１巻が発刊され、毎年１巻の刊行が1987年ま
で続いた。この間、精神病理学を専門とするわが国の総勢78名のそうそうた
る精神科医が、毎年１回数名で集まり数日かけて統合失調症について語り合
ったワークショップの成果として刊行されたものである。わたしは1974年に
精神科医になったが、統合失調症を病む人の理解に、難解ではあったが惹き
つけられるものを感じて毎年の出版を楽しみにしていた。しかし、その後の
精神医学は DSM- Ⅲ の導入によって操作的診断が主流になり、さらに EBM
偏重の時代に入って精神病理学への関心は急速に薄れていった。一方で、統
合失調症への取り組みも薬物療法などの生物学的アプローチが主流になって
いった。

　そうした経過は、現在の認知症に対する精神医学の姿勢に如実に反映され
ているだろう。現在の認知症医療は圧倒的に生物学的アプローチが主流であ
り、認知症という病を負った人々との心理的な交流を図るべきはずの精神科
医でさえ、画像診断やデータ解析に重きを置いているように思える。診断学

や薬物療法が中心であり、認知症の人の思いを受け止め、こころを通わそうとする医療はきわめて乏しい。認知症の人や家族のつらい思いに精神科医はもっと耳を傾けるべきであるし、認知症の人の暮らしぶりを観察し、認知症の人のこころの動きや家族との葛藤など、生き様をもっと診るべきだと思う。

　あらためて、認知症の精神病理学とは何であろう。先述した『分裂病の精神病理』の最終巻で土居健郎先生は「精神病理学的研究には……その特徴は、まさしくいろいろな視点を提供するところにある……とどのつまり……コミュニケーションの障害のある人たちと何とかして話をつけようとすることに最終の狙いがある」と述べておられる。認知症の精神病理学も、コミュニケーションの障害を持つ認知症の人たちとこころを通わすことに狙いがあると言ってよいのではないか。

　水野裕先生とわたしのぼやきから始まった勉強会は、同じ思いを共有する齋藤正彦先生、上田諭先生、大塚智丈先生とともに、コロナで中断するまでの5年間、3、4ヵ月に1度、指南役を務めてくださった齋藤先生の居城、松沢病院の院長室で半日かけて行われた。認知症の人の思いを受け止め、認知症の人といかにこころを通わすことができるかという視点を大切にした勉強会であった。毎回、胸をときめかせて松沢病院に向かったものである。松沢病院の院長室での高揚した気分で行った議論とともに、齋藤先生がたててくださったコーヒーの味は忘れられない。京王線の新宿までの帰り道の電車の中で続いた意見交換もよい経験であった。

　全国には、認知症の人とコミュニケーションを取ろうとしている精神科医がいることは間違いないし、ケアの現場にも多くの人がいる。わたしたちのささやかな一歩が、その人たちの動きに火をつけることができ、認知症医療やさらにはケアの新たな展開につながることを期待したいと思う。

高橋幸男

●著者略歴────

高橋幸男（たかはし・ゆきお）

1974年東北大学医学部卒。岩手県立南光病院、鳥取大学医学部精神医学教室、道後町村組合立隠岐病院、島根県立湖陵病院を経て、1991年エスポアール出雲クリニックを開設。認知症デイケア（小山のおうち）、精神科デイケア、高次脳機能障害デイケア、小規模多機能型居宅介護施設を併設。同クリニック理事長・院長。島根大学医学部臨床教授。著書に『輝くいのちを抱きしめて』『認知症はこわくない』（いずれもNHK出版）、『認知症を受け入れる文化、そして暮らしづくり』（エイアールディー）など。

上田　諭（うえだ・さとし）

1981年関西学院大学社会学部卒。朝日新聞社勤務（記者）。1996年北海道大学医学部卒。東京都老人医療センター（現東京都健康長寿医療センター）精神科、日本医科大学付属病院精神神経科講師などの勤務を経て、2022年4月から東京さつきホスピタル精神科常勤医。著書に『高齢者うつを治す──「身体性」の病に薬は不可欠』（日本評論社）、『認知症そのままでいい』（ちくま新書）、『認知症はこう診る』（編著、医学書院）など。

水野　裕（みずの・ゆたか）

1987年鳥取大学医学部卒。愛知県立城山病院、一宮市立市民病院今伊勢分院、いまいせ心療センター勤務を経て、2019年7月から、まつかげシニアホスピタル副院長。認知症介護研究・研修大府センター客員研究員兼務。著書に『実践パーソン・センタード・ケア──認知症をもつ人たちの支援のために』『私が学んできた認知症ケアは間違っていました…──パーソン・センタード・ケアの本質を知る』（いずれもワールドプランニング）など。

大塚智丈（おおつか・ともたけ）

1988年徳島大学医学部卒業後、同大学の神経精神医学教室に入局し、同大学医学部附属病院で勤務。その後いくつかの病院を経て、1992年国立療養所西香川病院精神科勤務。2000年同院が地方移譲により公設民営の病院となる。2006年には町の合併により現在の三豊・観音寺市医師会三豊市立西香川病院となり、2014年同院院長就任。著書に『認知症の人の心を知り、「語り出し」を支える──本当の想いを聴いて、かかわりを変えていくために』（中央法規出版）など。

齋藤正彦（さいとう・まさひこ）

1980年東京大学医学部卒。東京大学医学部附属病院精神神経科講師、医療法人社団慶成会青梅慶友病院副院長、よみうりランド慶友病院副院長、翠会和光病院院長等を経て、2012年7月から東京都立松沢病院院長、2021年4月から同名誉院長。著書に『都立松沢病院の挑戦──人生100年時代の精神医療』『アルツハイマー病になった母がみた世界──ことすべて叶うこととは思わねど』（いずれも岩波書店）、『私たちの医療倫理が試されるとき──自己決定・自己責任論を超えて』（ワールドプランニング）など。

認知症の人のこころを読み解く——ケアに生かす精神病理

2023年6月25日　第1版第1刷発行

著　者——高橋幸男・上田諭・水野裕・大塚智丈・齋藤正彦
発行所——株式会社　日本評論社
　　　　　〒170-8474　東京都豊島区南大塚3-12-4
　　　　　電話 03-3987-8621（販売）-8598（編集）　振替 00100-3-16
印刷所——港北メディアサービス株式会社
製本所——株式会社難波製本
装　幀——図工ファイブ

高齢者うつを治す

「身体性」の病に薬は不可欠

上田　諭[著]　　◆四六判／定価1,760円(税込)

高齢者の病気は治りにくいなどの誤解を正し、言いようのない心身のつらさをもたらす身体性のうつへの治療論を提案する、希望の書！

Contents

治さなくてよい認知症

上田　諭[著]　　◆四六判／定価1,760円(税込)

認知症は治らない。けれど、医療者・家族ら介護者にはできることがある。それを曖昧にする認知症治療の問題点に鋭く切り込む！

Contents

日本評論社
https://www.nippyo.co.jp/